医療従事者と家族のための

遷延性意識障害患者の在宅ケアサポートブック

呼吸管理、栄養、排泄、褥瘡予防などの困りごとを解決!

監修：**黒岩敏彦** 大阪医科大学脳神経外科 教授 ／ **加藤庸子** 藤田保健衛生大学脳神経外科 教授
日本意識障害学会 理事長

編集：日本意識障害学会

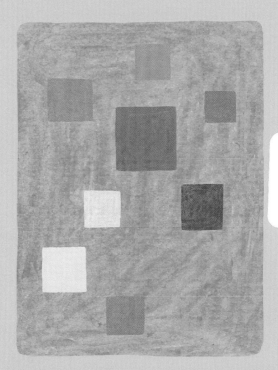

MC メディカ出版

はじめに

　遷延性意識障害とは、種々の原因で引き起こされた脳損傷により「①自力移動不可能、②自力摂食不可能、③糞便失禁状態にある、④たとえ声は出しても意味のある発語は不可能、⑤目を開けて、手を握って―などの簡単な命令にはかろうじて応じることもあるが、それ以上の意思の疎通は不可能、⑥眼球はかろうじて物を追っても認識はできない」といった6項目を満たすような状態が、ほとんど改善がみられないまま3カ月以上続く状態とされています。ほかの慢性期疾患の場合と同様に、遷延性意識障害の患者さんに対しても国の施策として在宅での医療や介護を行うことが推進されています。しかしながら、わが国の遷延性意識障害の患者さんの在宅医療における環境は、地域格差もありますが概して決して満足のいくものではなく、たいへん厳しい状況です。

　本書は、遷延性意識障害の患者さんのご家族が、患者さんを在宅医療・在宅ケアされる際に、その一助となることを目的として制作されたものです。現代の先進医療をもってしても、遷延性意識障害という病態とその治療法についてはほとんどなにもわかっておらず、いまだ挑戦し続けるべき問題が山積しています。医療従事者は、患者さんとご家族とともに、これらの問題を注意深く見つめ続け、決してあきらめることなく挑戦し続けなければなりません。

　本書は日本意識障害学会による編集として制作されましたが、この学会は1992年に意識障害の治療研究会として発足以来、意識障害の患者さんの診療に携わる脳神経外科医、神経内科医、救急医、看護師、作業・理学・言語療法士などの多職種が一堂に会し、遷延性意識障害の病態、治療、ケア、リハビリテーションなどについて包括的に議論を行う特徴的な学会として発展してまいりました。

　患者さんとご家族も参加される、他に類をみない特色のある学会であり、在宅管理時の悩みや不安に基づく多くの質問やご家族間の意見交換などがなされる有意義な会ではありますが、学会参加者からは、手元に常備して困ったときにはいつでも頼れる本の出版が希求されてきました。そこで、全国遷延性意識障害者・家族の会の皆さまからも内容に関してご意見をいただき、医療従事者とご家族のための意識障害患者在宅ケアサポートを目的としたハンドブックを制作することといたしました。

　本書の上梓にあたり、ご協力、ご執筆いただいた皆さまに深謝申し上げるとともに、少しでも遷延性意識障害の患者さんとご家族のお力になれることを切に願っています。

2018年2月

大阪医科大学脳神経外科 教授　　黒岩 敏彦

藤田保健衛生大学脳神経外科 教授　　加藤 庸子

CONTENTS

はじめに……iii

執筆者一覧……ix

1章 意識障害を正しく理解する

1 意識・意識障害とは　　2

1 意識の定義と意識障害…2　　**2** 意識障害の評価…4

3 遷延性意識障害とは…8

2-1 急性期意識障害の原因と治療（脳血管障害）　　11

1 意識障害を起こす脳血管障害の種類と原因…11

2 急性期脳血管障害の診断と治療…13

3 遷延性意識障害へと移行する可能性がある脳血管障害…17

2-2 急性期意識障害の原因と治療（頭部外傷）　　18

1 意識障害を起こす頭部外傷の種類と原因…18

2 頭部外傷急性期の診断と治療…22

3 遷延性意識障害へと移行する可能性がある頭部外傷…23

2-3 急性期意識障害の原因と治療（てんかん）　　25

1 意識障害を起こすてんかんの種類と原因…25　　**2** てんかんの診断と治療…26

3 遷延性意識障害へと移行する可能性があるてんかん…27

4 意識障害患者に起こるてんかんの種類と治療法…28

2-4 急性期意識障害の原因と治療（代謝性障害）　　29

1 代謝性意識障害の原因…29　　**2** 代謝性脳症の臨床的特徴…30　　**3** まとめ…34

2-5 急性期意識障害の原因と治療（低酸素脳症）　　35

1 低酸素脳症を起こす疾患と病態…35　　**2** 低酸素脳症の診断と治療…36

3 低酸素脳症の予後…37

3-1 遷延性意識障害患者の治療（慢性期意識障害の治療目的）　　40

1 意識障害の改善を目的とした治療…40　　**2** 長期療養に向けた治療…41

3 合併症の治療…41　　**4** まとめ…41

3-2 遷延性意識障害患者の治療（亜急性期・慢性期に用いられる薬物療法）　　42

1 甲状腺刺激ホルモン放出ホルモン（TRH）製剤…42

2 非ベンゾジアゼピン系睡眠導入剤…43

3-3 遷延性意識障害患者の治療（電気刺激療法） 45

1 脳深部刺激療法（DBS）…45　　**2** 脊髄刺激療法（SCS）…46

3 正中神経刺激療法（MNS）、迷走神経刺激療法（VNS）…47

4 機能的電気刺激療法（FES）…48

3-4 遷延性意識障害患者の治療（音楽運動療法） 49

1 音楽運動療法の適応範囲…49　　**2** 音楽運動療法による効果発現のメカニズム…49

3 音楽運動療法の実際…49　　**4** 神経学的音楽療法（NMT）…50

4 遷延性意識障害の予後予測 53

1 画像をもとにした予後予測…53

2 スコアリングをもとにした予後予測（軽度から重度まで）…55

②章 遷延性意識障害患者および家族を取りまく社会環境

1 国の施策としての在宅医療制度と医療的ケア 60

1 在宅医療の体制…60　　**2** 効率的かつ質の高い医療提供体制の構築（地域医療構想）…60

3 地域包括ケアシステムの構築…62

2 医療経済からみた在宅医療と医療的ケア 63

1 医療経済からみた在宅医療…63　　**2** 医療経済からみた医療的ケア…65

3 遷延性意識障害患者の在宅医療と医療的ケアにおける医療法上の問題点 66

1 医師以外の医療行為…66

2 喀痰吸引等（喀痰吸引および経管栄養）介護職員等による医療的ケアの注意点…66

③章 在宅医療・在宅ケア開始に向けて

1 在宅医療と在宅ケアへ移行できる条件 70

1 在宅医療と在宅ケアへの移行時に家族の気持ちを確認する…70

2 在宅医療と在宅ケアへのスムーズな移行…70

3 患者の身体症状を家族と支援者で情報共有する…70

4 社会保障制度利用のための手続き…71

5 退院に向けた具体的な準備…71　　**6** 退院前の退院調整会議…71

2 在宅医療と在宅ケアを円滑に行うための準備 72

1 在宅医療と在宅ケアの利点と欠点を理解する…72

2 入院から在宅療養への流れ…72　　**3** 利用できる社会資源…74

4 在宅医療と在宅ケアにおける地域連携…75

4 章 遷延性意識障害患者の在宅医療・在宅ケアの実際

1-1 呼吸管理（在宅酸素療法および呼吸器管理）　78

1 背景…78　　**2** 対象…79　　**3** 方法…79

4 してはいけないこと、注意点…80　　**5** 離脱の目安…81

1-2 呼吸管理（気管切開部の管理）　82

1 気管切開の目的…82　　**2** 管理の方法…82

3 してはいけないこと…84　　**4** 気管切開閉鎖の目安…84

1-3 呼吸管理（肺炎予防援助）　86

1 肺炎とは…86　　**2** 肺炎の症状と観察のポイント…86

3 肺炎予防の援助（口腔ケア）の実際…86

1-4 呼吸管理（在宅呼吸リハビリテーション）　91

1 方法…91　　**2** ポイント…93　　**3** してはいけないこと…94

2-1 摂食・嚥下管理（口腔ケアと嚥下管理）　98

1 口腔ケア…98　　**2** 嚥下管理…100

2-2 摂食・嚥下管理（在宅栄養管理）　102

1 方法…102　　**2** ポンイト…103　　**3** してはいけないこと…105

2-3 摂食・嚥下管理（胃ろうを中心とした経管栄養管理）　106

1 経管栄養管理の概要…106　　**2** 胃ろう（PEG）の適応…106

3 管理方法…107　　**4** してはいけないこと…109

3-1 排泄管理（尿道カテーテル管理）　112

1 適応…112　　**2** 方法…112

3 してはいけないこと、してはいけない場合…114　　**4** 離脱の目安…114

3-2 排泄管理（間欠的導尿）　115

1 適応…115　　**2** 方法…115

3 してはいけないこと、してはいけない場合…116　　**4** 離脱の目安…116

3-3 排泄管理（排便コントロール）　117

1 薬物療法…117　　**2** 自宅で家族ができる理学療法…118

4 褥瘡管理　121

1 予防のためにするべきこと…121　　**2** 褥瘡（床ずれ）の治療…123

3 注意点…124

5-1 在宅リハビリテーション（遷延性意識障害患者における拘縮） 126

1 原因…126 　　**2** 予防方法…127

3 拘縮に対するリハビリテーション以外の治療法…130

5-2 在宅リハビリテーション（家族でできるリハビリテーション） 132

1 起き上がり、移動時の援助方法…132 　　**2** 拘縮予防のためのリハビリテーション…134

3 嚥下訓練…136

5-3 在宅リハビリテーション（意思伝達の方法） 139

1 ノンバーバルコミュニケーション…139 　　**2** 補助装置…142

5 章 在宅でできる蘇生処置

在宅でできる蘇生処置（対象・方法・してはいけないこと） 148

1 どのような場合に蘇生処置を行うか…148 　　**2** 心肺蘇生の手順…148

3 蘇生処置でしてはいけないこと（心肺蘇生の中断）…151

4 いざというときのためにしておくこと…151

6 章 遷延性意識障害家族の心のケアとレスパイトケア

遷延性意識障害家族の心のケアとレスパイトケア 154

1 アンケート調査の結果からわかること…154

2 家族の健康問題とレスパイトケア…154

3 安心できるサポート体制に向けて（看護専門外来開設により明らかになったこと）…156

4 心のケア…157

資料（全国遷延性意識障害者・家族の会 連絡先一覧）……158

索　引……160

Q&A

1 これまで遷延性意識障害は、医師によっては「意識がない」と判断されることもあったのですが、本当に意識はないのですか？　38

2 閉じ込め症候群とはどのような状態ですか？　39

3 パーキンソン病などの難病で、iPS 細胞移植をはじめとする再生医療の治療効果が期待されていますが、遷延性意識障害に対する再生医療研究の現状と今後の展望を教えてください。　58

4 患者の予後や今後の治療法について、主治医以外の意見（セカンドオピニオン）も聞きたいのですがどのようにお願いしたらよいでしょうか？　68

5 誤嚥防止手術（喉頭気管分離術）をすすめられています。その適応と、術後に注意することを教えてください。　95

6 吸引を行わない方法（喀痰排出法）があると聞きました。具体的な方法を教えてください。　96

7 逆流性食道炎に対して、薬剤治療以外の予防法や対処方法はあるでしょうか？　110

8 適切な水分摂取量は、体調、排尿量、排便量などからどのように決定するのですか？　111

9 遷延性意識障害患者に尿路結石が多いのはなぜですか？　また、その予防法や治療法があれば教えください。　119

10 自力排尿より導尿がよい場合を教えてください。　120

11 慢性期になってからもリハビリテーションを継続していれば、改善する可能性はありますか？　144

12 意識が戻らない患者に対して、触ったり声をかけたりすることに意味はあるのでしょうか？　145

13 遷延性意識障害患者で昼夜逆転があり、介護が大変です。解決方法はありますか？　146

執筆者一覧

【監　修】

黒岩 敏彦　　大阪医科大学脳神経外科 教授／第27回日本意識障害学会会長

加藤 庸子　　藤田保健衛生大学脳神経外科 教授／日本意識障害学会 理事長

【編　集】

日本意識障害学会

【編集協力】

池田 直廉　　大阪医科大学脳神経外科 講師

【執　筆】

1章

1　　竹内 栄一　　清水会京都リハビリテーション病院 名誉院長

2-1　　片山 耕輔　　弘前大学大学院医学研究科脳神経外科学講座 助手

　　　　大熊 洋揮　　同 教授

2-2　　小畑 仁司　　大阪府三島救命救急センター 所長

2-3　　永山 正雄　　国際医療福祉大学医学部神経内科学講座 教授

2-4　　石田 志門　　大阪医科大学内科学IV教室・神経内科 講師

　　　　荒若 繁樹　　同 教授

2-5　　奥寺 敬　　　富山大学大学院危機管理医学・医療安全学講座 主任教授

　　　　橋本 真由美　神奈川工科大学看護学部看護学科 講師

3-1　　篠田 淳　　　木沢記念病院・中部療護センター脳神経外科／センター長

　　　　武井 啓晃　　同 脳神経外科

3-2　　浅野 好孝　　同 脳神経外科 部長

3-3　　森田 功　　　藤田保健衛生大学病院脳神経外科 講師

3-4　　足立 好司　　日本医科大学武蔵小杉病院脳神経外科 教授

4-(1)　　篠田 淳　　　木沢記念病院・中部療護センター脳神経外科／センター長

4-(2)　　松居 徹　　　埼玉医科大学総合医療センター脳神経外科 教授

　　　　近藤 和泉　　国立長寿医療研究センターリハビリテーション科・部

　　　　大沢 愛子　　同 リハビリテーション科 医長

　　　　前島 伸一郎　藤田保健衛生大学医学部リハビリテーション医学II講座 教授

2章　　上田 孝　　　孝尋会上田脳神経外科 理事長・院長

　　　　上田 正之　　同 リハビリテーション部 主任

　　　　村山 知秀　　同 医療情報室 室長

3章

1　　松下 寛代　　藤田保健衛生大学地域包括ケア中核センター 看護長

2　　小島 菜保子　同 看護科長

④ 章

1-1	阿部 祐子	八尾徳洲会総合病院救急総合診療部 医員
1-2	西原 望	大阪医科大学附属病院呼吸器センター看護部 主任／慢性疾患看護専門看護師
1-3	池田 真弓	藤田保健衛生大学病院8S病棟／摂食・嚥下障害看護認定看護師
1-4	大沢 愛子	国立長寿医療研究センターリハビリテーション科 医長
	前島 伸一郎	藤田保健衛生大学医学部リハビリテーション医学Ⅱ講座 教授
2-1	黒川 清博	香川大学医学部附属病院リハビリテーション部 言語聴覚士
2-2	本田 千穂	自動車事故対策機構岡山療護センター脳神経外科 診療部長
2-3	檀上 明美	大阪医科大学附属病院脳神経外科病棟看護部 主任／摂食・嚥下障害看護認定看護師／慢性疾患看護専門看護師
3-1〜3	藤城 尚美	藤田保健衛生大学病院看護部救命ICU
4-(1)	河口 美幸	大阪医科大学附属病院看護部 看護師主任／皮膚・排泄ケア認定看護師
4-(2·3)	鈴木 華代	藤田保健衛生大学坂文種報徳會病院看護部 看護主任／皮膚・排泄ケア認定看護師
5-1-(1·3)	山下 史朗	片木脳神経外科 副院長
5-1-(2)	竹内 奈美	藤田保健衛生大学坂文種報徳會病院看護部 看護主任／脳卒中リハビリテーション看護認定看護師
5-2-(1·2)	櫻木 千恵子	藤田保健衛生大学病院 看護主任／脳卒中リハビリテーション看護認定看護師
5-2-(3)	日高 紀久江	筑波大学医学医療系 教授
5-3-(1)	池上 敬一	青葉会一橋病院総合診療科
5-3-(2)	大沢 愛子	国立長寿医療研究センターリハビリテーション科 医長
	前島 伸一郎	藤田保健衛生大学医学部リハビリテーション医学Ⅱ講座 教授

⑤ 章	星山 栄成	獨協医科大学神経内科／獨協医科大学救命救急センター 講師

⑥ 章	紙屋 克子	京都看護大学大学院修士課程 教授

Q&A

❶	名取 良弘	飯塚病院 副院長／脳神経外科 部長
❷·❹	池田 直廉	大阪医科大学脳神経外科 講師
❸	伊井 正明	大阪医科大学研究支援センター・実験動物部門 講師
❺	東野 正明	大阪医科大学耳鼻咽喉科・頭頸部外科 講師
❻	紙屋 克子	京都看護大学大学院修士課程 教授
❼·❿	林 佳美	大阪医科大学訪問看護ステーション 管理者
❽	周郷 延雄	東邦大学医学部医学科脳神経外科学講座 教授
❾	喜多村 孝幸	巨樹の会五反田リハビリテーション病院 副院長
⓫〜⓭	長嶺 義秀	広南会広南病院・東北療護センター センター長
	藤原 悟	同 理事長兼病院長

1章

意識障害を正しく理解する

意識・意識障害とは

1 意識の定義と意識障害

1…意識の定義

　哲学、心理学、精神医学的に意識は、私たちの心あるいは主観的認識全般を含んだものになっています。しかし、医療・介護に携わる立場では、障害要因の探索・治療・介護などに主眼を置くため、千変万化する心の中、つまり意識の本質にはあまり踏み込まず、覚醒していること、そして誰もがもつ共通の基本的認知、すなわち「自分が何者で、どういう環境に置かれているかがわかっていること」としています。

2…意識を構成するメカニズム（図1）

　意識には、**覚醒**と**意識内容**の2つの要素があり、互いに影響を受けながら意識水準が決定されますが、両者をできるだけ分けて考えることが、意識障害の発生・病理を理解するうえで重要です。

1）覚醒（arousal or alertness）

　目覚めているということで、意識内容を維持するために必須の生物的・客観的要素です。覚醒機能が壊れると意識はなくなります。橋・中脳にある脳幹網様体から間脳や大脳皮質に広がる上行性網様体賦活系（ascending reticular activating system：ARAS）が覚醒機能を維持しています。

2）意識内容（contents of consciousness）

　自分が何者で、どういう環境に置かれているかがわかっているということで、心理的・主観的な精神活動、つまり、意識の本体です。脳の運動系、感覚系、情動系、記憶系の階層的なネットワークで統合された種々の情報をもとに、多種感覚連合皮質（hetero-modal association cortex）とよばれる大脳皮質領域で形成されると考えられています。

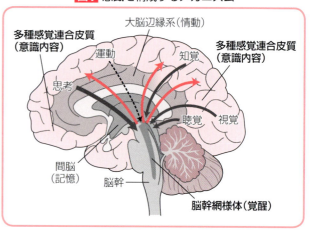

図1 意識を構成するメカニズム

3…意識障害

1）覚醒障害

　覚醒の中枢が障害されると、**覚醒障害**が発生します。うとうと眠り込み、刺激をすると目覚めて反応するような意識障害です。たとえば、舞台の照明が暗くなれば演劇内容もわかりにくくなるように、覚醒障害が発生して進行すれば、通常、意識内容障害も並行して進行します。古典的用語の**昏迷**（stupor）や**昏睡**（coma）などは、覚醒障害が前面に出た意識障害といえます。

2）意識内容障害

　大脳皮質が広範に障害されると、**意識内容障害**が発生します。目覚めていて瞬きもあるのに、質問しても的確な答えが返ってこないような意識障害をいいます。**せん妄**（delirium）や**錯乱**（confusion）は、意識内容障害が著明な割に、覚醒障害ははっきりしません。

3）急性期意識障害

①頭蓋内病変

　脳卒中や頭部外傷などの**頭蓋内病変**が発生して急速に大きくなると、頭蓋内圧が上昇して脳ヘルニアをきたします。結果、脳組織は歪み、とくに脳幹部が圧迫・障害されれば覚醒障害が前面に出た意識障害が出現します。放置すれば、脳死など生命に関わる状態に陥るため、緊急対応の対象となります。

②頭蓋外病変

　尿毒症性脳症、細菌性脳・髄膜炎、中毒など頭蓋外に原因のある病変（**頭蓋外病変**）では、初期は毒性物質に弱い大脳皮質がまず障害されるため、意識内容障害が前面に出た意識障害が発生します。この時点では脳死などの心配はありませんが、進行して脳幹部にも影響が及ぶと覚醒障害が明らかになるため、場合によっては緊急対応も必要になってきます。

4）慢性期意識障害

①慢性期重症意識障害

　慢性期とは、急性期の重症意識障害と生命の危機を乗り越えた2〜4週後頃、自発開眼して瞬きがみられるようになった時期をいいます。この時期に、重度の意識内容障害があると、自分や周囲の環境を認知できないか、あるいは認知できてもきわめて限定的な状態となります。このような意識障害に対しては、合併症の予防と介護負担の軽減が重要な課題です。

②慢性期軽症意識障害

　頭部外傷後などでは、慢性期に入って意思疎通が可能となるまで改善するものの、自発性喪失、感情不安定、健忘などの症状が残るため、自立・社会復帰が困難になる、または遅延する例があります。このような意識障害例が完全に回復するのか、あるいは回復しない場合は、いつ認知症や高次脳機能障害に移行していくのかなど、まだ不明な点が多くあります。

2 意識障害の評価

1…急性期意識障害の評価

　緊急性の判断が急性期意識障害を評価する最大の目的です。そのための評価は、簡便で信頼性のある尺度（スケール）が用いられます。

1）ジャパン・コーマ・スケール（Japan Coma Scale：JCS）（表1）[1]

　いわゆる3-3-9度方式で、意識障害を意識清明0から最重症300まで10段階の数字で分類します。覚醒の程度に応じて一本の線上に並べるため、各レベルがそのまま緊急性の指標となります。多くは覚醒≒開眼ですが、開眼できなくても離握手（手を握ったり離したりする）に応じたり呼びかけに答えたりすれば覚醒した、または覚醒していると判断します。

表1 ジャパン・コーマ・スケール（Japan Coma Scale：JCS）

Ⅰ．刺激しないでも覚醒している状態（1桁で表現）	
1	だいたい意識清明だが、今ひとつはっきりしない
2	見当識障害がある
3	自分の名前、生年月日がいえない
Ⅱ．刺激をすると覚醒する状態（2桁で表現）	
10	普通の呼びかけで容易に開眼する
	〔合目的的な運動（例えば、右手を握れ、離せ）をするし言葉も出るが間違いが多い〕
20	大きな声または体を揺さぶることにより開眼する
	（簡単な命令に応じる。例えば離握手）
30	痛み刺激を加えつつ呼びかけを繰り返すとかろうじて開眼する
Ⅲ．刺激しても覚醒しない状態（3桁で表現）	
100	痛み刺激に対し、払いのけるような動作をする
200	痛み刺激で少し手足を動かしたり、顔をしかめる
300	痛み刺激に反応しない

（　）内は何らかの理由で開眼できない場合

2）グラスゴー・コーマ・スケール（Glasgow Coma Scale：GCS）（表2）[2]

　意識障害患者の反応を開眼、言語音声反応、最良の運動反応の3つの観察項目に分け、それぞれの重症度を別々に評価します。通常、正常15から最重症3までで表される3項目の合計点（スコア）が、意識レベルやその後の経過（予後）の指標として用いられています。

3）エマージェンシー・コーマ・スケール（Emergency Coma Scale：ECS）（表3）[3]

　ジャパン・コーマ・スケールとグラスゴー・コーマ・スケールの長所を合体させたハイブリッド・スケールです。つまり、**覚醒**を軸にしつつ、「覚醒」という文字を「**開眼、言語、動作**」の言葉に置き換えて信頼性を高めています。救急領域を中心に今後の普及が期待されます。

表2 グラスゴー・コーマ・スケール
（Glasgow Coma Scale：GCS）

評価項目	スコア	成　人
E：開眼 （eye opening）	4	自発的に
	3	呼びかけにより
	2	痛み刺激により
	1	開眼しない
V：言語音声反応 （verbal response）	5	見当識あり
	4	混乱した会話
	3	不適当な発語
	2	無意味な発声
	1	発声がみられない
M：最良の運動反応 （best motor response）	6	指示に従う
	5	痛み刺激部位に 手足をもってくる
	4	痛みに手足を引っ込める （逃避屈曲）
	3	上肢を異常屈曲させる （除皮質肢位）
	2	四肢を異常伸展させる （除脳肢位）
	1	まったく動かない

表3 エマージェンシー・コーマ・スケール
（Emergency Coma Scale：ECS）

Ⅰ．覚醒している（自発的な開眼・発語または 合目的な動作をみる）	
1	見当識あり
2	見当識なしまたは発語なし
Ⅱ．覚醒できる（刺激による開眼・発語または 従命をみる）	
10	呼びかけにより
20	痛み刺激により
Ⅲ．覚醒しない（痛み刺激でも開眼・発語および 従命がなく運動反射のみをみる）	
100L	痛みの部位に四肢をもっていく、 払いのける
100W	引っ込める（脇を開けて）または 顔をしかめる
200F	屈曲する
200E	伸展する
300	動きがまったくない

L：Localize（局所）、W：Withdraw（引く）、
F：Flexion（屈曲）、E：Extension（伸展）

2…慢性期意識障害の評価

　慢性期意識障害を評価する目的は、医療と介護の連携・情報伝達をスムーズに行い、社会復帰や在宅医療が可能かどうかを判断したり、どのような治療、看護・介護、支援が必要なのかを検討したりすることです。慢性期重症意識障害を対象としたものとして、広南スコア（表4）[4]、ナスバスコア（表5）[5]、日本意識障害学会編慢性期意識障害のスコアリング（表6）などが利用されていますが、慢性期軽症意識障害までを対象にしたものは現在ありません。

表4 広南スコア（東北療護センター遷延性意識障害度スコア表）

障害の程度 / 臨床症状 grade clinical sympotom	重度 extreme (10)	高度 severe (9)	中等度 moderate (8 or 7)	軽度 mild (5)	極く軽度 slight (0)
1. 自力移動	1) 自発運動全くなし 2) 四肢は伸展または屈曲位で拘縮 3) 疼痛刺激にて逃避運動ないか、または軽度のふるえがあり、息づかいが荒くなる	1) 自発運動全くないか、四肢のごく一部をわずかに動かす 2) 四肢は一部は拘縮位、一部は麻痺 3) 疼痛刺激にて逃避運動あるか、なくとも顔を明らかにしかめる	1) ときに四肢の全部または一部に自発運動があるが無目的である 2) 四肢の麻痺はあってもよい 3) 疼痛刺激を払いのける〔*比較的よい（動きなど）場合は7点〕	1) ときに合目的自発運動あり 2) 検者にまねて、上肢挙上または不十分でもバンザイの肢位をとる	1) 意思をもって自発運動可 2) 自力で体位交換（一部でも）可能 3) 車いすに乗せると不十分でも自力で動かす
2. 自力摂食	咀嚼、嚥下全く不能で経管栄養（胃ろうまたは経鼻）	1) 殆ど経管栄養 2) ツバを飲み込む動作または咀嚼する動作あり 3) 多少ならジュース、プリンなどの経口摂食の試みが可能	1) 咀嚼可、または咀嚼はだめでも嚥下大略可能で、介助により経口摂取する 2) 経口栄養の不足分は経管で補う（*比較的、経口上手な場合は7点）	1) 自力嚥下可能、咀嚼不十分でもよい 2) 全粥、キザミ食を全量介助にて摂取可 3) スプーンを持たせると口に運ぶ動作あり、または不十分ながら食物を口に入れる	不十分ながらでも自分でスプーンで食べる
3. 屎尿失禁状態	排尿・排便時に体動等全く認められず	排尿・排便時、多少の体動等あり	失禁はあるが、いやな顔をする、または体動が多いなどの合図あり（*比較的明確な合図は7点）	1) 規則的に排便、排尿させることにより、失禁を予防できる 2) 失禁あるも、周囲にわかる（独自の）教え方をする	夜間を除き、失禁せず教える
4. 眼球の動きと認識度	1) 開眼しない 2) 開眼しても瞬目反射なし	1) 開眼し瞬目反射あり 2) 追視せず、焦点が定まらない	1) 声をかけた方を直視する 2) 移動するものを追視する。テレビを凝視するが、内容の理解は不可（*素早い直視7点）	1) 近親者を判別し、表情の変化がある 2) 気に入った絵を見る表情が変わる	1) 簡単な文字を読む 2) 数字がわかる 3) テレビを見てその内容に反応し、笑う
5. 発声と意味のある発語	1) 発声、発語全くなし 2) 気切の場合でも口の動きもない	1) 発声（うめき声）等あるが、発語なし 2) 気切の場合、何らかの口の動きあり	1) 何らかの発語あるが全く意味不明（*比較的明確なら7点） 2) 呼名にときに不明瞭な返事がある（*比較的明確なら7点） 3) 気切の場合、呼名に対する口の動きあり（*比較的明確なら7点）	1) ときに意味のある発語あり 2) 呼名に返事あり 3) 気切の場合、検者の口まねをする	1) 簡単な問いかけに言葉で応じることができる 2) 気切の場合、口の動きが問いかけの内容に合っている
6. 簡単な従命と意思疎通	呼びかけ（命令）に対する応答全くなし	呼びかけに対し、体動、目の動きなどの何らかの反応あり	呼びかけにときに応じることもあるが、意思疎通は図れない（*明確な反応は7点）	簡単な呼びかけにときに応じ、ときに意思疎通が図れる	呼びかけに合目的的にかなり応じ、ほぼ正確な意思の疎通あり
7. 表情変化	周囲の刺激（物音）、テレビ等に全く表情を動かさず	周囲の刺激の有無に関係なく笑う（空笑）、泣く、怒るなどの表情変化あり	周囲の刺激の内容に合わせてまれに表情の変化を示す（*明確な表現変化は7点）	周囲の刺激に対し、かなり忠実に泣く、笑う、怒るなどの表情変化を示す	周囲の刺激に対し、正確に泣く、笑うなどの表情変化を示す

遷延性意識障害度スコアによる患者の重症度分類

総計最悪点70点、最良点0点で、70～65点：再重症例（完全植物症）、64～55点：重症例（完全）、54～40点：中等症例（不完全）、39～25点：軽症例（移行型）、24点以下（脱却例）としている。

表5 ナスバスコア（療護センター統一スコア）

	重度 10点	高度 9点	中等度 7点	軽度 5点	ごく軽度 0点
1 運動機能	□四肢の自発運動はなし、痛み刺激で四肢の動きなし	□四肢の自発運動はあるが無目的、疼痛刺激に対し四肢の動きがみられる	□四肢に合目的性のある自発運動がみられる、疼痛刺激を払いのける	□命令に従い体の一部を動かせる	□自力で体位交換が可能、車いすに乗せると不十分でも自力で浮かす
2 摂食機能	□咀嚼、嚥下全く不能で経管栄養（胃ろうまたは経鼻）	□ほとんど経管栄養 □ツバを飲み込む動作または咀嚼する動作あり □多少ならジュース、プリンなどの経口摂食の試みが可能	□咀嚼可、または咀嚼はだめでも嚥下大略可能で、介助により経口摂取するがときにむせる □経口栄養の不足分は経管で補う	□自力嚥下可能、咀嚼不十分でもよい □全粥、キザミ食を全量介助にて摂取可 □スプーンを持たせると口に運ぶ動作あり、または不十分ながら食物を口に入れる	□不十分ながらでも自分でスプーンで食べる
3 排泄機能	□排尿・排便時に体動等全く認められず	□排尿・排便時、多少の体動等あり	□失禁はあるが、いやな顔をする、または体動が多いなどの合図あり	□規則的に排便、排尿させることにより、失禁を予防できる □失禁あるも、周囲にわかる（独自の）教え方をする	□夜間を除き、失禁せず教える
4 認知機能	□開眼しても瞬目反射なし	□開眼し瞬目反射あり □追視せず、焦点が定まらない	□声をかけた方を直視する □移動するものを追視する、テレビを凝視するが、内容を理解していないと思われる	□近親者を判別し、表情の変化がある □気に入った絵などを見て表情が変わる	□簡単な文字を読む □数字がわかる □テレビを見てその内容に反応し、笑う
5 発声発語機能	□発声、発語全くなし □気切の場合でも口の動きもない	□発声（うめき声）等あるが発語なし □気切の場合、何らかの口の動きあり	□何らかの発語あるが全く意味不明 □呼名に、ときに不明瞭な返事がある □気切の場合、呼名に対する口の動きあり	□ときに意味のある発語あり □呼名に返事あり □気切の場合、検者の口まねをする	□簡単な問いかけに言葉で応じることができる □気切の場合、口の動きが問いかけの内容に合っている
6 口頭命令の理解	□呼びかけ（命令）に対する応答全くなし	□呼びかけに対し、体動、目の動きなどの何らかの反応あり	□呼びかけにときに応じることもあるが、意思疎通は図れない	□簡単な呼びかけに、ときに応じ、ときに意思疎通が図れる	□呼びかけに対し、常に迅速で正確な反応が得られる

※入院要件：上記6項目全てにおいて5点以上の症状が認められる場合（合計30点以上）

※例えば、認知機能5点の改善とは、「開眼しても瞬目反射なし」（10点）だった方が、「近親者を判別し、表情の変化がある」（5点）となった場合

表6 慢性期意識障害のスコアリング（日本意識障害学会）

反応スケール
刺激の種類を問わず、最良の反応で評価する。満点 20点

開眼反応（閉眼時に観察する）	4	言語刺激（呼びかけ）に応ずる開眼および閉眼
	3	言語刺激（呼びかけ）に応ずる開眼のみ
	2	大きな音や揺り動かすような刺激により開眼
	1	痛み刺激により開眼
	0	まったく開眼反応がない
発声反応	4	いろいろな刺激に対する一貫性のある会話での応答
	3	いろいろな刺激に対する単純な文章での応答
	2	いろいろな刺激に対する単語での応答
	1	いろいろな刺激に対する発声
	0	まったく発声反応がない
運動反応	4	言語刺激に応ずる合目的運動（うなずき、握手および離握手）
	3	痛み刺激に対する合目的運動（払いのけるような反応）
	2	痛み刺激に対する逃避反応（四肢を引っ込める反応）
	1	痛み刺激に対する屈曲反射ないし姿勢反射
	0	まったく運動反応がない
視覚反応	4	視覚刺激に対する一貫性のある眼球運動および注視
	3	視覚刺激に対する瞬目反応
	2	視野の中をゆっくり移動する視覚刺激に対する追視反応
	1	視野ないし視覚刺激に対する頭部ないし眼球の定位反応
	0	まったく視覚反応がない
情動反応	4	いろいろな刺激に対する豊かな感情表現
	3	いろいろな刺激に対する表情の反応
	2	痛み刺激に対する表情の反応
	1	痛み刺激に対する自律神経反応
	0	痛み刺激にまったく反応しない

状態スケール
満点 10点

- 十分な自発呼吸がある。
- 自発開眼がある。
- 開閉眼のパターンがある。
- 嚥下運動がある。
- 無意味ながらも四肢の自発運動が認められる。
- 表情の自発変化がある。
- 無意味ながらも発声を認める。
  （気管切開の場合、発声を予想される）
- 周囲への関心を示す。
- 合目的運動がある。
  （意志を伝えようとする行動、表情があれば良い）
- 自発的な意味のある発語を行う。

頭部外傷、脳血管障害、および低（無）酸素症等による脳損傷後の遷延性意識障害に対する評価尺度として用いることを目的とする。

状態スケール：覚醒状態を表現
反応スケール：覚醒反応と認知反応を表現

付記
a 状態スケールと反応スケールは、別個にスコアを算出する。
b 気管切開のため、状態スケールの自発発声ならびに反応スケールの発声反応を判定できないときは、それぞれの項目を0点としてスコアに"T"と追記する。
※ただし、口まねなどでコミュニケーションが可能な場合は、"発声"と考えて評価する。その旨を背景項目に記載する。

3 遷延性意識障害とは

遷延性意識障害とは、一般には遷延性植物状態（persistent vegetative state）または植物症（vegetative syndrome）と同じ意味で使われています。「植物」という言葉が、保護・救済されるべき弱者の名称として、ふさわしくないとの理由です。ただ、医学的に、遷延する意識障害はより広い範囲の状態を含んでいるため、ここでは、ほかの遷延性意識障害とともに列記します。

1…無反応性覚醒症候群（unresponsive wakefulness syndrome；いわゆる植物症または遷延性植物状態）（表7）[6]

　無反応性覚醒症候群は、従来の遷延性植物状態または植物症から「植物」という言葉を排した同義の医学的用語です。自発開眼と瞬きを示すまで回復したが、合目的的運動や心の活動がみられない状態で、失外套症候群とほぼ同じ概念です。ほほえみ、顔しかめ、泣くなどの表情や追視様運動がみられることもありますが、かみ砕く（咀嚼）・飲み込むなどの随意運動がないため、経管栄養となります。頭部外傷後12カ月、低酸素脳症・脳梗塞後3カ月頃までは回復の可能性が少なくないため、積極的な治療・看護が期待されます。

2…最小意識状態（minimally conscious state：MCS）

　最小意識状態は、一見、無反応性覚醒症候群や無動性無言と区別がつきませんが、偶然でも言葉や動作によって、自己や周囲に対する認知を示す行動がみられます。この用語は、もはや回復が期待できない無反応性覚醒症候群と一線を画するものとして使われますが、主として米国における同症候群に対する誤診や治療中止など、社会的不信が背景にあると考えられます。

3…無動性無言（akinetic mutism）

　無動性無言は、間脳、中脳あるいは前頭葉領域の障害による発動性・意欲の低下により、無動で周囲に対して関心を示さず、感情表現はほとんどない状態です。簡単な言葉をつぶやいたり、指示に応じたりすることもありますが、自力摂食は不可能で糞尿失禁がみられます。

表7 植物症分類（太田）

症状 ＼ 分類	完全植物症（CVS）	不完全植物症（IVS）	移行型植物症 2（TVS-2）	移行型植物症 1（TVS-1）
1. 覚醒・睡眠サイクル	P（+）			
2. 痛み刺激に最小限反応	（+）			
3. ほとんど正常な自律神経機能	（+）	（+）	（+）	（+）
4. 糞尿失禁	（+）			
5. 終日臥床（最小限自動）	（+）			
6. 経管栄養	（+）			
7. 感情表現	（−）	（+）	（+）	（+）
8. 物を追う目の運動	（−）	（+）	（+）	（+）
9. うなずき反応	（−）	（−）	（+）	（+）
10. 閉開眼・開口に応ずる	（−）	（−）	（+）	（+）
11. 単節音発語応答	（−）	（−）	（−）	（+）

P：多相性の略

4…施錠または閉じ込め症候群（locked-in syndrome）

施錠または閉じ込め症候群は、橋梗塞などによる下位脳神経・錐体路障害のため、四肢・表情筋麻痺、構音障害が出現した状態です。意思表示が瞬きと眼球の上下動以外不可能となるため、一見、遷延性意識障害のように見えますが、意識は清明であり、何らかの方法で意思疎通が可能です（p.39 Q&A…2参照）。

5…通過症候群（transit syndrome）

通過症候群では、頭部外傷後などの経過で、覚醒してきたものの感情が不安定で、物忘れも高度というような意識障害の回復期にみられます。主に意識内容や感情・意欲の障害を示す意識障害とも認知症ともいえない外因性精神病の一型とされていますが、意識障害と明確に判別できないという指摘もあります。

6…脳死（brain death）

脳死は、脳全体の機能が不可逆的に停止した状態（全脳死）です。臓器移植あるいは治療の打ち切りを計画された場合のみ、脳死判定基準によって厳格に診断された結果、脳死は「人の死」となります。脳死になれば、通常1週間後頃には心停止に至りますが、小児の場合、長期生存し、ジャパン・コーマ・スケール300のまったく意識のない状態が継続することがあります。

引用・参考文献

1) 太田富雄ほか. 急性期意識障害の新しいGradingとその表現法. 第3回脳卒中外科研究会講演集. 1975, 61-6.
2) Teasdale, G. et al. Assessment of coma and impaired consciousness. A practical scale. Lancet. 2, 1974, 81-4.
3) Okudera, H. et al. Development of an Emergency Coma Scale by the ECS task foece：2003 report. J Jpn Conge Neurol Emarg. 17, 2004, 66-8.
4) 東北療護センター遷延性意識障害度スコア表（広南スコア）
http://www.kohnan-sendai.or.jp/img2/enkaku/sukoa.pdf（2018年1月閲覧）
5) 療護センターにおける遷延性意識障害者のナスバスコアを用いた治療改善効果分析結果
http://www.nasva.go.jp/gaiyou/houdou01/2014/140320.html（2018年1月閲覧）
6) 太田富雄ほか. 神経研究の進歩. 20, 1976, 816.
7) 金子武蔵. ヘーゲルの精神現象学. ちくま学芸文庫, 1996, 338p.
8) フロイト. 夢判断上. 高橋義孝訳. 新潮文庫, 1969, 530p.
9) フロイト. 夢判断下. 高橋義孝訳. 新潮文庫, 1969, 528p.
10) 太田富雄ほか. 急性期意識障害の新しいGradingとその表現法（いわゆる3-3-9度方式）. クモ膜下出血早期の意識障害とその対策. にゅーろん社, 1975, 61-8.
11) 太田富雄. 脳神経外科学. 改訂12版. 金芳堂, 2016, 2960p.
12) 竹内栄一. 意識障害. ナースの脳神経外科学. 黒岩敏彦編. 中外医学社, 2008, 90-3.
13) 藤原悟ほか. 遷延性意識障害患者の重症度評価尺度の信頼性と因子構造. 脳と神経. 49, 1997, 1139-45.
14) 松居徹ほか. 慢性期重症意識障害に対する脳脊髄電気刺激療法の現況. 脳神経外科ジャーナル. 7, 1988, 14-23.

（竹内 栄一）

2-1

急性期意識障害の原因と治療（脳血管障害）

1 意識障害を起こす脳血管障害の種類と原因（図1）

　脳血管障害とは、脳の血管が何らかの原因で障害されることで生じる脳の病気全般を指す言葉です。一般に脳卒中とよばれるのは、この脳血管障害が起こってすぐの急性期を指す言葉です。脳血管障害には多数の病気が含まれますが、ここでは意識障害の原因となることが多い病気について説明します。大きく分けて、血管が破れて出血が生じる出血性脳血管障害と、血管が閉塞や狭窄を起こして脳の血流が低下する虚血性（閉塞性）脳血管障害があります。虚血性脳血管障害は血流低下が強度の場合には、脳が必要とする栄養が不足して脳の細胞が死んでしまうために脳梗塞とよばれます。

　治療技術の進歩により脳血管障害の死亡率は改善してきていますが、脳血管障害は要介護の原因の23%を占めており[1]、依然として恐ろしい病気です。

図1　意識障害を起こす脳血管障害

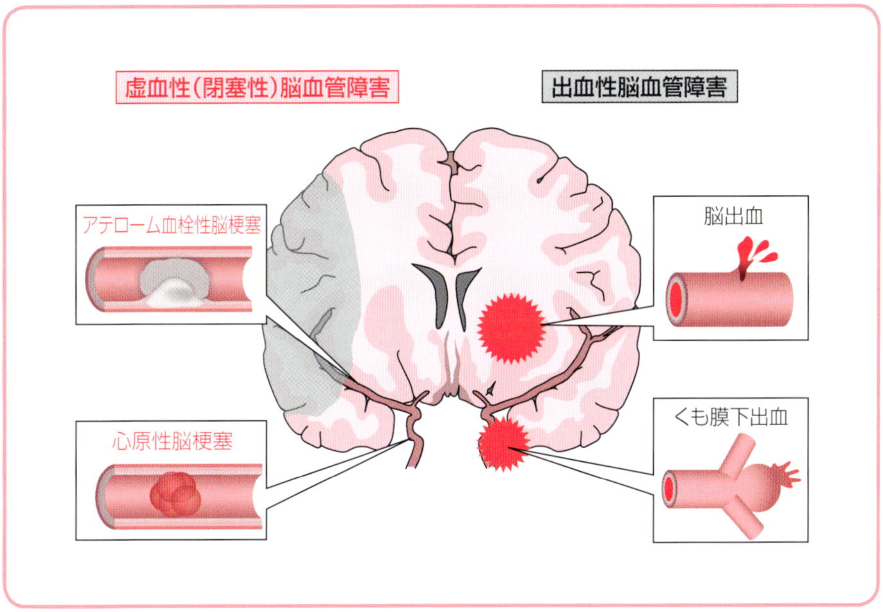

1…出血性脳血管障害

脳の中で出血を起こす**脳出血**、脳の表面に出血を起こす**くも膜下出血**の2つが代表です。

1）脳出血

脳出血は脳内の細い血管が破れることにより、脳の中に出血して脳内に**血の塊（血腫）**を形成したものです。出血により脳が破壊され、手足の麻痺や言語障害などの重篤な後遺症を残す可能性が高いだけでなく、出血が大きくなれば頭の中の圧力（頭蓋内圧）が高くなり、脳の奥の脳幹部という部分にまで圧が加わり命に関わります。

脳出血は、特殊な血管異常や脳腫瘍、血が固まりにくくなる薬に伴うものなどもありますが、ほとんどは高血圧が原因です。ここではとくに断りがない場合は、**高血圧性脳内出血**について説明します。長年の高血圧症により細い動脈の壁がもろくなり、最終的に破れてしまうことで出血が生じます。

2）くも膜下出血

くも膜下出血は発症すると約3分の1が死亡、約3分の1が寝たきりなど重度の後遺症を残し、日常生活あるいは社会生活に復帰できるのは残りの約3分の1に過ぎない非常に重篤な疾患です。

くも膜下出血の症状は、典型的には**突然の激しい頭痛**であり、これに吐き気や嘔吐を伴うこともあります。重症になると種々のレベルの意識障害を伴い、最重症ではその場で亡くなってしまうこともあります。一方で症状が軽い場合、頭痛のみのため風邪と間違えられることもあるので注意が必要です。

くも膜下出血はほとんどが**脳動脈瘤の破裂**によって生じます。脳動脈瘤は血管の壁の弱いところに血流が当たることにより、壁が膨らんで形成された血管の瘤です（図1）。焼いた餅が膨らむのと同様です。脳動脈瘤があるだけでは無症状のことがほとんどですが、破裂するとくも膜下出血になります。脳動脈瘤の破裂率は、部位・大きさによってさまざまですが、平均すると1年で1％程度といわれています。脳動脈瘤は高血圧をもつ人、喫煙者、くも膜下出血を発症した近親者がいる人に生じやすいとされていますが、これらがない場合にも生じることがあります。

2…虚血性（閉塞性）脳血管障害

起こり方によって、アテローム血栓性脳梗塞、心原性脳塞栓症、ラクナ梗塞に大別されますが、ここでは意識障害の原因となりうる**アテローム血栓性脳梗塞**と**心原性脳梗塞**について説明します。

1）アテローム血栓性脳梗塞

動脈の壁に脂肪分などが蓄積して壁が肥厚した状態を**アテローム**とよびます。アテロームは高血圧症、糖尿病、脂質異常症、肥満、運動不足などにより生じやすくなります。アテロー

ムにより血管が閉塞することによって脳梗塞が生じる場合と、アテロームの表面に生じた血の塊（血栓）が脳の血管に飛んでいくことで脳梗塞が生じる場合があります。

2）心原性脳塞栓症

　脳以外の部位から血栓などが流れてきて脳の動脈を閉塞する疾患を**脳塞栓症**といいます。多くは心房細動という不整脈により、心臓内に血栓が形成され、それが脳の血管に飛んでいくことにより生じ、これを心原性脳塞栓症といいます。太い動脈が突然に閉塞してしまうことが多く、広範囲の脳が障害され、重篤な症状をきたすことが多いです。

2 急性期脳血管障害の診断と治療

1…脳出血

1）診　断

　脳出血の診断には**CT検査**が用いられます（図2）。脳出血の原因の多くは高血圧ですが病歴や症状、画像所見などからほかの原因が疑われる場合は、MRI検査やカテーテルを用いた**脳血管造影検査**を行うこともあります。

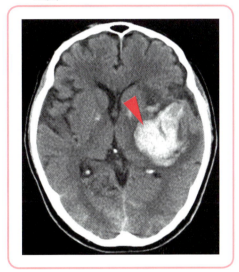

図2 左脳内出血のCT（矢印で指した白い塊が血腫）

2）治　療

　脳出血の治療には主に薬を用いて行う内科的治療と手術による外科的治療があります。

①内科的治療

　出血が大きくなることを防ぐために、薬を使って血圧を十分に下げて管理します。止血剤の投与も行います。また、出血周囲の脳のむくみ（**脳浮腫**）や出血そのものにより頭蓋内圧が高くなることで脳の障害が悪化するため、**抗浮腫薬**とよばれる薬を点滴し、脳浮腫を改善して頭蓋内圧を低下させます。けいれん発作や消化管出血を合併する可能性もあり、その予防のための薬を投与することもあります。破壊された神経機能の回復をめざし、早期にリハビリテーションも開始します。

②外科的治療

　外科的手術の目的は、救命あるいは神経症状を改善することです。巨大な血腫により、意識や呼吸・心臓の動きをつかさどる**脳幹**が圧迫されている場合は、救命を目的に手術が行われます。ただし、この場合は広い範囲の脳が破壊されていることが多く、救命されたとしても重い後遺症を残したり、意識障害が残存したりすることが多くあります。

　出血により破壊されてしまった脳の神経は、手術を行ったとしても機能が回復することはあ

りませんが、一方で、神経が血腫により圧迫されているだけの場合は、手術で血腫を取り除くことで機能の回復が期待できます。したがって、中型の血腫では、CTで部位を計測し、そこに細い金属管を挿入して血腫を吸い出す**定位的血腫除去術**や、内視鏡を用いた**血腫除去術**を施行します。実際に手術を行うか否かや手術方法については、出血部位、出血サイズ、症状、全身状態などから総合的に判断して決定します。

2…くも膜下出血

1）診　断

くも膜下出血の診断にもCT検査が有用です。くも膜下出血の診断がついたら、続いて出血源を検索します。くも膜下出血の原因の多くは脳動脈瘤の破裂であり、どこにどのような脳動脈瘤があるのかを探します。そのために、造影剤を使った**造影CT検査**やカテーテルを用いた**脳血管撮影検査**を行います。

2）治　療

くも膜下出血の治療の目的は再破裂の予防です。そのため初期治療として、血圧を下げたり、痛みによる血圧上昇を防ぐために鎮痛薬、鎮静薬を使ったりします。ただし脳動脈瘤そのものを治療するためには外科手術が必要です。

外科手術には**開頭手術**と**血管内手術**があります。いずれの治療にも一長一短があり、どちらが適しているかは、脳動脈瘤の部位、形状、患者さんの状態を総合的に判断して決定されます。重度の昏睡状態や致死的な状態など、患者さんの全身状態が悪い場合には手術が行えないこともあります。

①開頭手術（図3）

開頭手術は、全身麻酔で行います。頭の骨を外し、脳のしわを分けて血管の瘤を探し、手術用の顕微鏡で観察しながら、**クリップ**とよばれる器械で脳動脈瘤の付け根をつまみます。直接、脳動脈瘤を処置するため、確実な処置が可能で、術中破裂などの緊急の事態に対応しやすいという利点がある反面、脳を触れるなどの操作が負担になるという側面もあります。

②血管内手術

血管内手術は、局所麻酔あるいは全身麻酔で行います。足の付け根にある血管から**カテーテル**とよばれる細い管を入れ、脳動脈瘤の中まで誘導します。脳動脈瘤内に**コイル**とよばれる細い針金のようなものを入れていき、瘤内に血流が入らないようにします（図4）。患者さんへの負担が小さい、開頭手術では到達しづらい場所も治療可能である反面、脳動脈瘤の部位や形状によっては治療が困難な場合があり、術中破裂などの緊急の事態に対処しにくいなどの側面があります。

図3 脳動脈瘤クリップとくも膜下出血の開頭手術（矢印が脳動脈瘤）

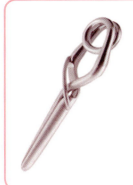
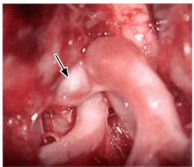
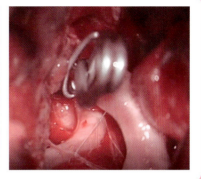

図4 血管内手術のイメージ（コイル塞栓術）[2]

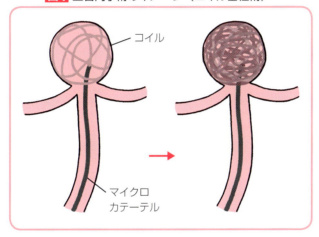

3…虚血性脳血管障害の診断と治療

1）診 断

　ある程度時間のたった脳梗塞の診断はCT検査でも可能ですが、発症して間もない場合にはMRI検査が有用です。ただし、MRI検査を24時間行える施設は限られ、さらに、ペースメーカーや人工関節など体内に金属が入っている患者さんは検査ができないこともあります。このため、手足の麻痺や言葉が出づらいなどの脳卒中を疑わせる症状があるにもかかわらず、CT検査で異常がみられない場合は脳梗塞と診断し、治療を開始することもあります。

　アテローム血栓性脳梗塞は、血管の動脈硬化による狭窄あるいは閉塞を見つけることで診断できます。MRI検査と同じ機械で血管を観察できるMRAや、造影剤を使ったCT検査、あるいは頸部の血管では超音波検査で狭窄を評価できます。

　心原性脳塞栓症は、**心房細動**とよばれる**不整脈**があることや心臓超音波検査で心臓内に血栓が認められれば診断できます。心房細動には、常に不整脈をきたした状態である慢性心房細

動と、普段は正常にもかかわらず、ときどき不整脈をきたす発作性心房細動があります。発作性心房細動の場合、検査時には不整脈がみつからないこともあります。

2）治療

治療は、発症直後に行う急性期治療と、主に再発を予防するための慢性期治療に分かれます。急性期における治療では、脳への血流を再開させ、脳の機能と症状を改善させるために行われます。時間がたてばたつほど回復できる可能性は低くなっていくため、治療は時間との勝負になります。一方、慢性期の治療では、脳梗塞の原因を放置すると再発を繰り返すことになるために、再発防止が主な目的になります。

①内科的治療

脳梗塞発症4.5時間以内であれば**遺伝子組み換え組織プラスミノゲン・アクチベータ（rt-PA）**という、脳の血管を閉塞させる原因となった血の塊（血栓）を溶かす薬を用いる**血栓溶解療法**を行うことができます。脳梗塞治療の第一選択で、rt-PA投与による再開通率は46％と報告されています[3]。

一方で、副作用に重篤な出血があり、この治療を行うにはさまざまな条件を満たす必要があります。そのため、患者さんの状態や過去の病気の内容によっては治療できないこともあります。心原性脳塞栓症でより有効といわれています。

慢性期治療としては、アテローム血栓性脳梗塞では血液を固まりにくくする**抗血小板薬**の内服を行います。加えて、アテロームの原因となる高血圧症、糖尿病、脂質異常症、肥満などの治療も重要です。心原性脳塞栓症では、原因として心房細動が見つかった場合は、再発を予防するために**抗凝固薬**の内服を開始します。

②外科的治療

現在急性期に行われている外科的治療は、**経皮的機械的血行再建**とよばれています。機械的血行再建が行えるのは脳梗塞発症8時間以内の患者さんです。前述のrt-PAが使用できなかった場合や、使用したにもかかわらず効果が得られなかった場合に行うことがあります。

心原性脳塞栓症では、カテーテルとよばれる細い管を足の付け根から血管の中に入れ、閉塞している脳の血管の近くまで進めます。そして、この血管を閉塞させている血栓を直接吸引したり、絡めとったりして取り除きます（図5）。機械的血行再建のための機器はさまざまな種類のものが開発されており、患者さんの病状から適切な機器を選択します。機

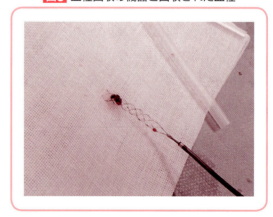

図5 血栓回収の機器と回収された血栓

械的血行再建による再開通率は84％と報告されています[3]。

アテローム血栓性脳梗塞の外科治療は、脳梗塞がある程度落ち着いた後に、脳梗塞の再発予防を目的に治療を行うことが多いです。治療には狭窄が起こっている場所によりいくつかの方法があります。頚部の太い血管が狭窄している場合、直接血管を観察しながら狭窄の原因となっている**アテロームを切除する手術**と、カテーテルを用いて**ステント**とよばれる筒状の金網で狭窄した血管を広げる**血管内手術**があります。

さらに脳に近い細い血管が狭窄している場合は、風船で狭窄した血管を広げる血管内治療を行います。また、完全に脳の血管が閉塞してしまっている場合は、頭皮の血管と脳の血管を顕微鏡で観察しながらつなぐ**バイパス手術**を行うこともあります。

3 遷延性意識障害へと移行する可能性がある脳血管障害

治療技術の進歩により、脳血管障害の救命率は改善され、脳障害の程度も軽度ですむ確率が上昇してきました。しかし、手足の麻痺や言語障害などの後遺症を残すことも多く、重症例では遷延性意識障害へと移行することがあります。これまで述べたすべての脳血管障害が遷延性意識障害へ移行する可能性があります。

くも膜下出血では、急性期の頭蓋内圧上昇の程度が強度である場合、広範な脳がダメージを負い、発症直後から重篤な状態になります。この場合にはいかなる治療を施しても、意識障害が遷延する確率が高くなります。また、発症時には重篤ではなくても、その後に脳血管攣縮などの合併症で脳の広い部分が障害されると遷延性意識障害になることがあります。

脳出血では、サイズが大きい場合は広く脳が障害され、さらに脳の奥の意識を司っている脳幹に圧迫が及ぶと意識障害が生じます。それらの障害が重度の場合には意識障害が遷延する確率が高くなります。また、脳幹自体に出血が生じても重い意識障害を引き起こします。

虚血性脳血管障害では、太い動脈が閉塞して広く脳が梗塞に至ると意識障害が出現します。さらに梗塞部位に脳浮腫が生じて体積を増すと脳幹に圧迫が及び、重い意識障害が生じます。梗塞の範囲や脳幹の圧迫の度合いにより意識障害が遷延する可能性が左右されます。

引用・参考文献

1) 太田富雄編. 脳神経外科学. 改訂12版, 金芳堂, 2016, 789.
2) 中村元. 脳動脈瘤を詰める治療. ブレインナーシング. 33 (11), 2017, 17.
3) Rha, JH. et al. The impact of recanalization on ischemic stroke outcome：Ameta-analysis. Stroke. 38, 2007, 967-73.

（片山 耕輔／大熊 洋揮）

2-2

急性期意識障害の原因と治療（頭部外傷）

1 意識障害を起こす頭部外傷の種類と原因

　急性期の意識障害は主として**覚醒障害**であり、慢性期の意識障害は主として**意識内容の障害**です。頭部外傷では脳損傷の程度に応じてさまざまな意識障害をきたします。

1…急性期の意識障害

　頭部外傷は、単なる打撲だけで、まったく意識障害や神経症状を呈さない場合もあれば、受傷直後から昏睡状態に陥る最重症例までさまざまです。意識レベルの評価は、ジャパン・コーマ・スケール（JCS）やグラスゴー・コーマ・スケール（GCS）がよく用いられます。頭部外症の重症度は、受傷時の意識レベルから、GCSスコア13～15を軽症、スコア9～12を中等症、スコア8以下を重症頭部外傷に分類します[1]。

　意識障害の有無と脳からの局所症状を組み合わせた頭部外傷の分類に**荒木分類**があります（表1）[2]。荒木分類は、CTが開発される前に臨床症状のみから考案されたもので、第Ⅰ型（単純型または無症状型）、第Ⅱ型（脳震盪型）、第Ⅲ型（脳挫傷型）、第Ⅳ型（頭蓋内出血型）に分類されます。荒木分類はあくまで脳組織に加わった外力の影響度を意識障害と巣症状から分類したもので、それ自体が頭蓋内の病変を示すものではありません。CTが普及した現在では、容易に頭蓋内病変を知ることができますが、脳外傷の程度を臨床的に、しかも簡単に分類できる基準として今でも有用です。

　骨折など頭蓋骨の損傷だけで意識障害をきたすことはありませんが、**脳損傷を伴えば頭部外傷の種類によらず意識障害を呈する可能性があります。脳損傷は大きく局所の損傷（局所

表1 荒木の頭部外傷分類

第Ⅰ型（単純型または無症状型）	脳からの症状をまったく欠如しているもの
第Ⅱ型（脳震盪型）	意識障害が受傷後6時間以内に消失し、そのほかの脳の局所症状を示さないもの
第Ⅲ型（脳挫傷型）	1）受傷直後より意識障害が6時間以上続くか 2）意識障害の有無にかかわらず、脳よりの局所症状のあるもの
第Ⅳ型（頭蓋内出血型）	受傷直後の意識障害および局所症状が軽微であるか、または欠如していたものが、時間がたつにつれて意識障害および局所症状が出てくるとか、それらの程度が増悪してくるもの

（荒木千里，1954より）

性脳損傷）と脳全体の損傷（びまん性脳損傷）に分ける
ことができます（表2）。実際には局所損傷と全体の損
傷がさまざまな程度に組み合わさって生じることが少
なくありません。

表2 頭部外傷の分類（日本外傷学会）	
頭蓋骨の損傷	円蓋部骨折 線状骨折 陥没骨折 頭蓋底骨折
局所性脳損傷	急性硬膜外血腫 急性硬膜下血腫 脳挫傷、脳内血腫
びまん性脳損傷	びまん性脳損傷（狭義） くも膜下出血 びまん性脳腫脹

（文献3より引用改変）

1）局所性脳損傷

　頭部に加わった外力により受傷側の脳や血管が損傷
される場合を直撃損傷といい、受傷側と反対側に生じ
る（たとえば後頭部を打撲して前頭葉に生じる）脳損
傷を対側損傷とよびます。

①急性硬膜外血腫（図1A）

　頭蓋骨と脳を覆う硬膜の間に生じる血腫です。頭蓋骨骨折に伴って硬膜の動脈やまれに静
脈洞が損傷し、脳を外から圧迫します。CTでは凸レンズ型の高吸収域が特徴です。ほかに
合併損傷がなければ、受傷直後に一過性に意識を失うことがあっても、いったんは意識清明
（目が覚めていて、自分と周囲を正しく認識している状態）まで回復することがよくあります
（意識清明期といいます）。血腫が増大して脳が圧迫されてくると、頭痛、嘔吐、意識障害を
きたします。脳ヘルニアをきたす前に手術できれば良好な回復が期待できます。

②急性硬膜下血腫（図1B）

　硬膜の下に血腫が生じるもので、脳表面の血管や脳と頭蓋骨の間にある静脈が損傷されて
出血をきたします。CTでは凹レンズ型の高吸収域としてみられます。通常、交通事故や高
所からの墜落など、強い外力が頭部に加わったときに生じます。受傷部位の反対側に生じる
ことが多く（対側損傷）、脳挫傷やくも膜下出血を合併することが少なくありません。脳実質
に重度の損傷を合併すれば、受傷直後から意識障害を認めますが、脳損傷が軽微であれば、
意識清明期を認めることがあります。緊急血腫除去術を行い、血腫除去後に脳腫脹が著しい
場合は、骨を外したまま外減圧とします。集中治療を行っても、予後は概して不良です。た
だし、硬膜下血腫のみで脳挫傷を伴わない場合は、迅速な手術により回復が期待できます。

③脳挫傷と脳内血腫（図1C）

　強い外力が頭部に作用して脳実質が損傷した状態が脳挫傷です。小さな出血が癒合して脳
内血腫を形成することもあります。受傷部直下の脳が損傷する場合も（直撃損傷）、受傷の反
対側に挫傷をきたす場合（対側損傷）もあります。CTでは低吸収域の中に高吸収域が入り
混じった所見（霜降り状あるいはソルト・アンド・ペッパー状）を呈します。片麻痺や失語
症などの脳挫傷の部位に一致した局所神経症状とともに、しばしば脳浮腫を伴って増大し、
進行性に症状が悪化します。この場合、開頭して挫傷した脳や脳血腫を除去する必要があり
ます。

図1 局所性脳損傷のCT

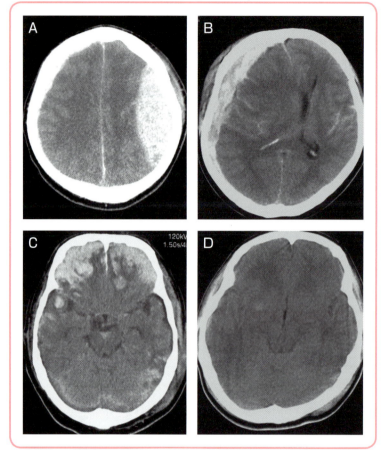

A：急性硬膜外血腫。凸レンズ型の高吸収域を認める。
B：急性硬膜下血腫。凹レンズ型の高吸収域。正中構造の著明な偏位と外傷性くも膜下出血を認める。
C：脳挫傷。前頭葉底部と右側頭葉前端の脳挫傷。後頭部打撲による対側損傷で、急性硬膜下血腫を伴っている。
D：びまん性軸索損傷。右基底核にわずかな出血を認めるのみだが、脳溝が消失し脳腫脹を認める。

2）びまん性脳損傷

　急激な加速や減速、動揺、回転が生じるような外力で脳が激しく揺さぶられ、広範囲に脳が損傷される場合がびまん性脳損傷です。軽症の脳震盪から重症のびまん性軸索損傷まで、さまざまな程度の意識障害をきたします。

①びまん性脳損傷（狭義）（図1D）

　病理学的には、軸索が損傷、切断されたびまん性軸索損傷です。交通外傷ではね飛ばされるなどの高エネルギー外傷に伴って生じ、意識障害が遷延します。CTでは大きな血腫はみられず、脳深部白質の点状出血や、くも膜下腔や脳室内に軽度の出血を認めますが、あまり

図2 びまん性軸索損傷のMRI画像（図1Dの症例）

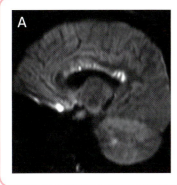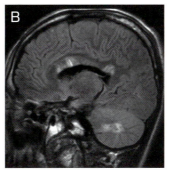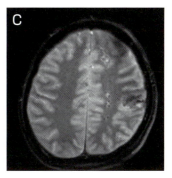

A：拡散強調画像、B：FLAIR画像、C：T2*（スター）強調画像
脳梁と小脳白質の高信号が明らかである。T2*（スター）強調画像では大脳白質の点状出血がみられる。

目立ちません。MRIでは脳白質の点状出血や脳梁の損傷が明らかとなります（図2）。

②くも膜下出血

　脳動脈瘤破裂による場合と異なり、ふつう脳底槽よりも脳表の近くにみられます。多くの場合、急性硬膜下血腫や脳挫傷に合併します。

③びまん性脳腫脹

　重症の場合は脳全体が腫れて白質部はびまん性に低吸収を呈し、脳室系および脳底槽が圧迫され、消失します。

2…慢性期の意識障害

　救急治療により一命を取りとめても、頭部外傷の患者さんは脳損傷の程度と部位に応じてさまざまな後遺症状をきたします。後遺症は麻痺や失語など、脳局所の損傷による症状や、いわゆる高次脳機能障害から最重症の遷延性意識障害までさまざまです。

　記憶障害、注意障害、遂行機能障害、社会的行動障害などを伴う高次脳機能障害は、障害そのものによって生活が困難になるだけでなく、一見すると普通に見えることから、当事者や家族だけではなく、周囲の人々も困惑することが少なくありません。

　平成18年に**障害者自立支援法**が施行され、**障害福祉サービス**は、身体・知的・精神の3障害を一元化して提供されるようになり、高次脳機能障害をもつ人は精神しょうがい者として障害者自立支援法に基づく各種サービスを受けることができるようになりました。さらに、都道府県が障害者自立支援法に基づく地域生活支援事業の一つとして実施する高次脳機能障害支援普及事業により、地域での高次脳機能障害の支援体制の整備が進められつつあります[4]。

　遷延性意識障害は**植物状態**ともよばれ、「覚醒はしているが、認知していない状態が少なくとも3カ月以上継続している」状態です。遷延性意識障害の患者さんは常時看護が必要であ

り、床ずれ防止のための体位変換、栄養補給、感染症予防、関節の拘縮予防のための理学的療法、痰の吸引、排尿・排便の処置など、介護の負担はきわめて大きいものがあります。頭部外傷による遷延性意識障害は比較的若い人に多く、長期間にわたる介護を要します。

2 頭部外傷急性期の診断と治療[1]

1…初期評価

まず気道、呼吸、循環の安定化を図り、意識レベルと神経症状を評価します。とくにGCSスコア8以下、あるいは意識レベルの急速な低下（GCSスコア2以上の低下）、瞳孔不同や片麻痺などを認めた場合は、迅速な診断・治療を要します。気管挿管などによる確実な気道確保を行うとともに、脳神経外科医に連絡し、ただちに頭部CT検査を行います。

2…頭部外傷の画像診断

頭部単純CTが最も有用です。前述の急性硬膜外血腫、急性硬膜下血腫、脳挫傷などの局所性病変だけでなく、びまん性脳損傷の合併に注意を払います。

3…治　療

1) 頭蓋内圧のモニタリングと管理

脳は硬い頭蓋骨に守られていますが、頭蓋内に血腫や脳の腫れがあると頭蓋内圧が高くなり、圧の低い隙間に脳が押し出されます（これを脳ヘルニアといいます）。その結果、脳深部の生命中枢（脳幹）を圧迫し、瞳孔の異常や呼吸、血圧の異常をきたします。

GCSスコアが8以下でCTで脳の腫れが著しい場合、頭蓋内圧をモニターします。頭蓋内圧の正常値は20mmHg以下であり、25mmHgを超えると積極的な治療が必要です。また、脳灌流圧（平均血圧から頭蓋内圧を引いた値）にも注意し、60〜70mmHg以上を目標に管理します。

頭蓋内圧亢進に対しては、30度までの頭位挙上、短期間の過換気療法、グリセオールやマンニトールなどの脳圧降下薬の点滴静注を行います。

2) 手　術

頭蓋内の血腫や脳挫傷により脳ヘルニアが生じつつある場合、開頭手術を行い、血腫や挫傷に陥った脳を除去します。血腫の有無にかかわらず、脳の腫れが強い場合には、頭蓋骨を外したままにして頭蓋内圧が上がらないようにする処置（外減圧術）もよく行われます。

3) 低体温療法

低体温療法は身体の深部体温（膀胱や血液などの温度）を32〜34℃まで下げて、脳を保護して脳圧を下げる治療です。脳保護が目的であることから脳低温療法ともいいます。GCSスコア8以下の重症頭部外傷の患者さんが対象です。全身麻酔のもと、体表冷却マットなどを用いて32〜34℃の軽度の低体温を2〜3日間維持し、脳圧亢進がなければ1日1℃以下の

ペースで体温を平温に戻していきます。低体温療法は脳保護には有効であっても、感染症や血圧低下など全身の合併症をきたすことがまれではありません。このため高度の集中治療が必要です。

最近、重症頭部外傷の患者さんに対する低体温療法は、転帰（けがや病気の治療の経過および結果）改善に有効ではないという共同研究の結果が日米で相次いで発表されました[5]、[6]。これらの報告は、頭部外傷全般に対する結果であって、種類や部位が異なる頭部外傷をまとめて検討することに対する批判があります。血腫除去を要する比較的若い人に限って検討すると、日米ともに低体温療法が有効であることが判明しました。このことから、どのような頭部外傷に低体温療法が有効であるのか、適応を考え直すべきであると考えられています。一方、高体温の悪影響は明らかにされているので、高体温を避けて平温を維持する体温管理がきわめて重要です。

3 遷延性意識障害へと移行する可能性がある頭部外傷

急性硬膜下血腫、広範な脳挫傷、びまん性軸索損傷やこれらの合併など、重度の脳損傷が広範囲に及ぶ重症頭部外傷は、遷延性意識障害（植物状態）に移行する可能性があります。重症の頭部外傷の患者さんや脳神経外科手術を受けた頭部外傷の患者さんを登録した、わが国の頭部外傷データバンク【プロジェクト2009】によれば、退院時転帰は転帰良好16％、中等度障害14％、重度障害19％、遷延性意識障害10％、死亡41％でした[7]。この結果は退院時の状態であるので、長期的にみれば改善する人も含まれているかもしれません。びまん性軸索損傷の場合は、退院時に昏睡状態であっても、治療とリハビリテーションにより時間はかかっても遷延性意識障害から脱することがまれではありません。

図3はバイク事故により頭部を受傷した10代女性のCTです。来院時GCSスコアは5で左急性硬膜下血腫、外傷性くも膜下出血を認め、脳が著しく腫れて左から右へゆがんでいます（図3A）。緊急開頭血腫除去を実施して脳室内に脳圧計を挿入し、外した頭蓋骨は戻さず外減圧術を行いました。低体温療法を行いましたが、脳の腫れは著しく、骨を外した部分から脳が膨隆しています（図3B）。翌日、左前頭葉の脳挫傷を切除し、さらに低体温療法を1週間継続しました。救命はできましたが、意識を回復することなく遷延性意識障害のまま転院となりました。その後、脳室拡大に対して脳室腹腔シャント術を受けています。9年後のCTでは、脳室にシャントチューブを認めるものの脳室は拡大したままで脳萎縮がみられます（図3C）。遷延性意識障害のまま、在宅ケアを受けています。

図3 バイク事故による頭部受傷後のCT

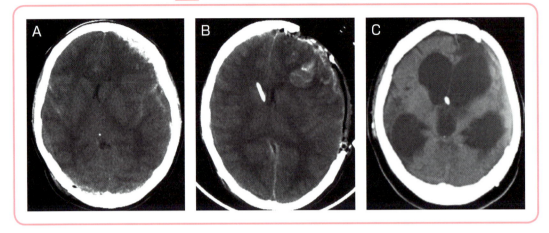

A：来院時CT。左急性硬膜下血腫、外傷性くも膜下出血、脳腫脹、正中構造の左から右への偏位を認める。
B：術後CT。外減圧術後の骨窓から脳挫傷を伴った脳が膨隆している。右側脳室内に頭蓋内圧モニタリングカテーテルを認める。脳は腫脹しており脳溝は描出されていない。
C：9年後のCT。脳室腹腔シャント術を受けている。脳室側チューブを認めるが、脳室は著明に拡大している。

引用・参考文献

1) 重症頭部外傷治療・管理のガイドライン作成委員会編. 重症頭部外傷治療・管理のガイドライン. 第3版. 日本脳神経外科学会・日本脳神経外傷学会監修. 医学書院, 2013, 155-65.
2) 荒木千里. 頭部外傷の荒木分類. 日本医事新報. 2274, 1967, 105.
3) 日本外傷学会. 頭部外傷分類.
http://www.jast-hp.org/archive/bobulist.pdf （2018年1月閲覧）
4) 厚生労働省社会・援護局障害保健福祉部, 国立身体障害者リハビリテーションセンター. 高次脳機能障害者支援の手引き. 改訂第2版. 2008.
http://www.rehab.go.jp/brain_fukyu/data/ （2018年1月閲覧）
5) Maekawa, T. et al. Prolonged Mild Therapeutic Hypothermia versus Fever Control with Tight Hemodynamic Monitoring and Slow Rewarming in Patients with Severe Traumatic Brain Injury：A Randomized Controlled Trial. J Neurotrauma. 32, 2015, 422-9.
6) Clifton, GL. et al. Very early hypothermia induction in patients with severe brain injury (the National Acute Brain Injury Study: Hypothermia II)：A randomised trial. Lancet Neurol. 10, 2011, 131-9.
7) 小川武希ほか. 頭部外傷データバンク【プロジェクト2009】の概略. 神経外傷. 36, 2013, 1-9.

（小畑 仁司）

2-3

急性期意識障害の原因と治療（てんかん）

　救急医療の現場では、脳神経系の病気、病態の占める割合は広義には40〜60％に及びます。また脳神経系以外の重症患者さんでは、少なくとも20％以上の人は神経系の合併症を保有しています[1]〜[3]。脳神経系合併症としてはてんかん発作、てんかん重積状態（けいれん性、非けいれん性）が最も多く、50％以上の例で認められることが米国とわれわれの検討から明らかになりました。

　従来、てんかんによる発作は、けいれん（引きつけ）を伴う子どもの遺伝性の病気と考えられがちでした。しかし実際には、てんかん発作の少なくとも半数以上は、60歳以上の遺伝歴のない人にみられます。さらに、てんかん発作の少なくとも半数は、けいれんのない**非けいれん性てんかん発作（NCS）**です。とくにNCSが持続する**非けいれん性てんかん重積状態（NCSE）**の頻度と死亡率は非常に高く、ある程度は薬物治療が可能であるにもかかわらず、多くの例が見逃されています。このようにてんかん発作は急性意識障害および原因不明の意識障害、遷延性意識障害の病態ときわめて密接に関係しています。

　ここでは意識障害とてんかん、てんかん発作をめぐる最新の知見、考え方について、わかりやすく紹介します。

1 意識障害を起こすてんかんの種類と原因

　1981年、国際抗てんかん連盟（ILAE）は、てんかん発作を「脳内の異常に過度の、または同期的なニューロン活動による一過性の徴候および／または症状の発現」、てんかんを「てんかん発作を生じる持続的病態とこの病態による神経生物学的・認知的・生理的・社会的結果を特徴とする脳障害」と規定しました。一方、**症候性てんかん**は脳に病変がある（または想定される）てんかんで、慢性の病態であり、急性脳侵襲で生じる急性症候性発作と区別されます。**てんかん重積状態**は「臨床的あるいは電気的てんかん活動が少なくとも5分以上続く場合、またはてんかん活動が回復なく反復し5分以上続く場合」です。てんかん重積状態は重篤な状態で、臨床的にはけいれんの有無により**全身けいれん重積状態（GCSE）**と先述のNCSEに分けられます。持続する意識障害がてんかん発作により生じる場合は、事実上、てんかん重積状態が原因と考えられます。NCSEは多くを占める複雑部分発作型と欠神発作型に分類されます。また、抗てんかん薬2剤による適切な初期治療を行ってもてんかん発作が終息しない場合、**難治性てんかん重積状態（RSE）**とよびます。

表1	**てんかん・てんかん重積状態の原因（およそ頻度順）[3]**

薬物関連	• 抗てんかん薬不足　　　　　　• 急性離脱症候群 • 抗てんかん薬の減量・中止（高頻度）：フルマゼニル、ナロキソンの投与 • 薬剤アドヒアランス不良　　　• 抗てんかん薬の用量不足 • 消化管吸収減少：心不全、腹部手術、ほか • 抗てんかん薬過剰（高頻度）：最近の薬剤増量、急激な腎不全の併発 • 低アルブミン血症の合併　　• 他の薬物関連　　• 薬物中毒（高頻度） • ベンゾジアゼピン系薬、麻薬の減量・中止：バルビツレート系薬剤の中断、悪性症候群
	脳血管障害（脳血管奇形を含む）：成人例の約半数の原因を占めるとの報告あり。
	代謝異常（特に急性）、代謝／内分泌性脳症：低ナトリウム血症（高頻度）、低血糖、高血糖、低カルシウム血症、低リン血症、低マグネシウム血症
	アルコール離脱症候群
	特発性てんかん
	頭部外傷後
	中枢神経系感染症：脳炎、髄膜炎、脳膿瘍、硬膜下膿瘍
	脳腫瘍（原発性、転移性）
	心因性・pseudoseizure
	その他：子癇、電気刺激療法、熱中症、破傷風、プリオン病、詐病

発作の引き金：睡眠不足、過労、飲酒、光刺激、過呼吸、生理、妊娠、手術、発熱、ほか

　てんかん・てんかん重積状態の原因を示します（表1）[3]。GCSEの最も多い原因は、脳血管障害（脳卒中）と抗てんかん薬（血中濃度）不足です。GCSEの死亡率は3〜20％で、難治性GCSEでは48％に達します。なお古典的には、アルコール離脱症候群でみられるけいれん発作の97％は、最終の飲酒日から3日以内に発症するとされましたが、患者さん本人や家族の話はしばしば正確ではなく、20日後に発症した例もあります。

　一方、NCSEの基礎疾患には急性心停止、急性脳症、脳血管障害、中枢神経系感染症・腫瘍・外傷、術後など多くの病態があります。ICU入室例での原因は、低・無酸素42％、脳血管障害22％、感染症5％、頭部外傷5％、代謝障害5％、アルコールや抗てんかん薬からの離脱5％、腫瘍5％の順でした[3]。

2　てんかんの診断と治療

1…てんかんの診断

　てんかんの診断は、家族や付き添いの人からの病歴情報と診察のみでも十分に可能です。逆に、的確な病歴聴取と診察を行わずに検査ばかり行っても、多くの場合、正確な診断は期待できません。全身けいれん発作の場合は、多くは1〜2分で終息します。したがって、多くの例で病院到着前に発作は止まっており、意識消失発作としてとらえられることも多いので注意が必要です。

また、てんかん発作時にはしばしば自律神経機能が障害されますが、その多くは消化器系や循環器系の軽い自律神経障害です。自律神経障害のみが目立つ場合、てんかんあるいはNCSEの診断はさらに見逃されやすくなります。てんかん発作重積状態、運転中や入浴中の発症例、誤嚥・窒息などの合併例は重篤になり、しばしば生命に関わる事態となります。

病院到着後は、頭部CT検査、採血、心電図検査、X線検査、頭部MRI検査、髄液検査、脳波検査などが必要に応じて行われます。脳波検査は本来、たいへん重要なのですが、迅速な検査施行がとくに時間外に難しいこと、脳波判読は一般の医師にとって難しく専門家の間でも意見が分かれることがあることから、十分に活用されていません。しかし、持続脳波モニタリングやビデオ脳波モニタリングの開発と普及、迅速脳波検査を可能とするヘッドセットと電極の開発により、近年その重要性が再認識されています。

2…てんかん発作時の対応

てんかん発作時の対応は、まず誤嚥や窒息を防ぐことが重要です。患者さんをできる限り横向きにして（回復体位）、吐物を口から外に出し、上側の肘、膝を曲げます。けいれんへの対応で重要なことは、けがの予防と気道確保です。発作中はベッド柵などでけがをしないように患者さんを守ってください。けいれん中に無理に押さえつけると骨折などを起こすことがあるので、行わないでください。舌を噛むのを防止するために、口に物を噛ませることは避けてください。歯の損傷や窒息などの原因となり、救助者が指を咬まれる危険性もあります。けいれんがすぐに治まらない場合には、119番通報をします。

けいれんが治まったら、反応を確認します。反応がなければ心停止の可能性もあるので、**心肺蘇生法—一次救命処置の手順**[2] に従います （p.149 5章 在宅でできる蘇生処置参照）。ただし、けいれん発作の持病があることがわかっている場合は、意識が戻るまで回復体位にして気道を確保し、様子をみます。

発作に伴う不慮の事故や突然死を避けるために、危険な場所や安易な自動車運転を避けること、溺水事故を避けるために入浴前に家人に声をかけることを徹底します。発作を予防するためには、抗てんかん薬の規則的服薬、睡眠不足、過労、過度飲酒の回避が重要です。患者さんによっては、光刺激や過換気を避けることが重要となります。

3　遷延性意識障害へと移行する可能性があるてんかん

てんかん発作は脳病変、とくに大脳皮質にも病変を有する患者さんに発症しやすいです。しかし、脳神経疾患以外によりICUに入室した各科の重症患者さんであっても、5人に1人以上の患者さんは脳神経系合併症を有すること、最も多い神経系合併症はてんかん発作であることが明らかになりました。したがって、すでに意識障害がある患者さんでは、経過中にてんかん発作が生じる可能性は非常に高いといえます。

一方、てんかん発作の最重症型ともいえるてんかん重積状態の症例に関する以前の筆者らの検討では、次のとおりです。

①てんかん重積状態例は神経内科連続入院1566例中75例（4.7％）

②内訳はGCSE20例、NCSE39例、両者混在16例（NCSE例は両者混在も合わせると、GCSE例の2〜3倍）

③てんかん発作に急性臓器機能障害を伴った例（n＝15）は急性脳症、脳血管障害、中枢神経系感染症などの患者さんでみられ、GCSE例のみならずNCSE例でも非常に高頻度にみられ、死亡率は33％に達していました。

したがって、てんかん重積状態例、とくにてんかん発作に急性臓器機能障害を伴う例は、遷延性意識障害へと移行しやすいといえます。とくにNCSEが見逃される場合、死亡率は高く、遷延性昏睡を含む重篤な状態、各種臓器不全、認知症などになる可能性があるため、専門家による早期診断がきわめて重要です。

著者らが1カ月以上の**昏睡から回復した遷延性意識障害**例を解析した結果、入院患者5,423例中、該当例は6例であり、うち5例はウイルス性脳炎（うち2例の昏睡期間はそれぞれ3カ月、18カ月）、合併症は6例中2例でNCSE、1例で鎮静薬過量でした[4]。

著者らによるこの報告は、集中治療の発達により増加しつつある意識障害遷延例における治療可能病態の鑑別と治療の重要性を初めて指摘するとともに、新たな**可逆性遷延性意識障害**の概念を呈示し、注目されています。

4 意識障害患者に起こるてんかんの種類と治療法

意識障害の患者さんは、さまざまな病型（けいれん性vs.非けいれん性、部分性vs.全身性）、重症度（短時間の発作vs.てんかん重積状態）、合併症（急性臓器障害の有無）のてんかん発作が生じることがあります。いずれであっても初療、すなわち前述の回復体位、気道確保、救急搬送、病院到着後の薬物治療、全身管理が非常に重要です。

すでに意識障害がある患者さんで経過中にてんかん発作を合併したことがある場合、合併しやすい場合には、再発予防的、発症予防的に抗てんかん薬による薬物療法が行われることがあります。また種々の疾患の治療薬や処置などによりてんかん発作が誘発されることもあるので、適宜、医療従事者、家族、介助者ともに留意する必要があります。

引用・参考文献

1) 日本蘇生協議会監修. JRC蘇生ガイドライン2015. 医学書院, 2016.
2) 日本救急医療財団心肺蘇生法委員会監修. 救急蘇生法の指針〈2015〉市民用. へるす出版, 2016.
3) 永山正雄ほか編. 神経救急・集中治療ハンドブック. 第2版. 医学書院, 2017.
4) Nagayama, M. et al. Persistent but reversible coma in encephalitis. Neurocritical Care. 2(3), 2005, 252-7.

（永山 正雄）

2-4

急性期意識障害の原因と治療（代謝性障害）

1 代謝性意識障害の原因

　代謝とは、必要な物質を摂取して体に必要な構成成分を合成し、生じた老廃物を体外に排出することをいいます。この過程が正常に働かないことによって生じる障害を**代謝性障害**といいます。代謝性障害によって脳の機能低下が生じた場合、意識障害をはじめとする神経症状が現れます。このような状態を**代謝性脳症**といいます。後天的な代謝性脳症の原因を表1に示します[1]。

表1 代謝性脳症の主な原因

原　因	症　状	意識障害以外の神経症状
肝機能障害	肝性脳症	羽ばたき振戦
腎機能障害	尿毒症性脳症	ミオクローヌス、筋けいれん
糖代謝障害	低血糖 糖尿病性ケトアシドーシス	自律神経症状（動悸、嘔気など）
呼吸障害	CO_2ナルコーシス 低酸素脳症	頭痛、うっ血乳頭 ミオクローヌス
栄養障害	ビタミンB_1欠乏症（ウェルニッケ脳症） ナイアシン欠乏症（ペラグラ） ビタミンB_6欠乏症 ビタミンB_{12}欠乏症 カルニチン欠乏症	眼球運動障害、運動失調 手足のしびれ 亜急性連合性脊髄変性症
内分泌障害	甲状腺機能低下症 甲状腺クリーゼ 副腎不全尿崩症、褐色細胞腫	うつ、健忘、運動失調
電解質異常	高ナトリウム血症 低ナトリウム血症 高・低カルシウム血症 高マグネシウム血症	錯乱、けいれん 人格変化、嗜眠、錯乱、けいれん
薬　剤※	可逆性後頭葉白質脳症	頭痛、けいれん、視野障害

※原因薬剤：抗腫瘍薬・免疫抑制剤・抗ウイルス薬（シクロスポリン、タクロリムス、シスプラチン、メソトレキセート、フルオロウラシル、シタラビン、アシクロビルなど）

2　代謝性脳症の臨床的特徴

　代謝性脳症は脳に全般的な障害を起こすため、意識障害とともに、左右差の乏しい運動麻痺、けいれん、不随意運動といった症状が多くみられます。頭部CTやMRI検査でも、左右対称的に異常所見が出現する傾向があります。左右差が乏しい神経症状を認めた場合には、代謝性脳症を疑う必要があります。肝臓、腎臓、肺、心臓、内分泌系に異常がないか、電解質に異常がないか、糖尿病がないか、アルコールを多飲していないか、食事が十分摂取できていたか、といった背景を確認しなくてはなりません。
　次に、原因別に代謝性脳症の臨床的特徴、診断および治療について述べます。

1…肝性脳症

1）症　状

　高度の**肝機能障害**によって意識障害、認知機能障害、運動障害、羽ばたき振戦などの精神神経症状が出現します。軽度の場合は、注意力低下や精神運動速度の低下が観察されます。重度の場合、性格変化、認知機能の低下、羽ばたき振戦などが出現します。急性の肝性脳症では、せん妄、けいれん、昏睡状態といった重篤な症状を呈します。

2）病　態

　肝硬変によって肝臓内の門脈血流が流れにくくなると、肝臓内で代謝に必要な有効血流量が減少して**門脈圧**が上昇します。この結果、門脈は正常経路の外にバイパス（門脈-大静脈シャント）を形成し、細胞から排出されたアンモニアなどが肝臓で代謝されずに直接大循環へ流れてしまい脳内に蓄積されます。また、肝機能が低下すると、タンパク質を構成するアミノ酸の血液中でのバランスが崩れ、分岐鎖アミノ酸が低下して芳香族アミノ酸が増加します。これらが原因となって神経細胞や神経伝達物質の機能を低下させ、脳症を発症させます。

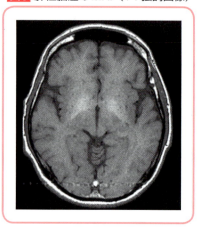

図1 肝性脳症のMRI（T1強調画像）

63歳男性、肝外門脈閉塞症。両側淡蒼球に高信号を認める。

3）診　断

　血液検査で、肝機能障害、血中アンモニアの高値、フィッシャー比（分岐鎖アミノ酸／芳香族アミノ酸比）の低下が認められます。多くの場合、腹部エコー検査、腹部CT撮影、上部消化管内視鏡検査で側副血行路を認めます。しかし、**急性肝不全**ではなく**慢性肝疾患**の場合は、血中アンモニア濃度が正常あるいは軽度上昇であっても肝性脳症が否定できないことがあるため注意が必要です[2]。頭部MRIでは、T1強調画像で両側淡蒼球に左右対称性の高信号域を認めることがあります（図1）。

4）治　療

　分岐鎖アミノ酸の点滴、ラクツロース（腸内細菌のアンモニア産生抑制）、非腸管吸収性抗菌薬（腸内細菌の除菌）の投与を行います。劇症肝炎では、血漿交換や血液透析による治療を行います。

2…尿毒症性脳症

1）症　状

　腎障害の進行に伴い、体内の代謝物が体外へ適切に排泄されなくなり、中枢神経や末梢神経に急性・慢性の障害をきたします。重度の腎障害でみられる尿毒症では、初期に注意障害、疲労感、易刺激性が出現し、その後、意識混濁、構音障害、羽ばたき振戦などが出現します。また、ミオクローヌスや筋けいれんを認めることがあります。症状が時間帯や日によって変動するのも特徴です。

2）診　断

　血液検査で腎機能低下（尿素窒素およびクレアチニンが高値）や代謝性アシドーシスを認めます。髄液検査では細胞数やタンパク増加をきたすことがあり、**髄膜脳炎**との鑑別が必要となることがあります。急性腎障害症例では高血圧を合併して、頭部MRIで大脳白質に高信号を呈することがあります（**可逆性後頭葉白質脳症**とよばれます）。

3…肺性脳症

1）症　状

　肺性脳症は肺の機能不全による脳神経障害です。低酸素血症ないし高二酸化炭素（CO_2）血症が原因となります。高CO_2血症かつ呼吸性アシドーシスで意識障害を呈した場合を、CO_2ナルコーシスとよびます。軽症例では、頭痛、傾眠傾向、注意力低下、健忘などがみられます。重症例では昏睡状態となります。診察では、羽ばたき振戦や眼底に乳頭浮腫がみられます。慢性閉塞性肺疾患では慢性持続性低酸素血症を認め、この状態が持続すると認知機能が低下します。また、閉塞性睡眠時無呼吸症候群では睡眠時の呼吸障害により慢性間欠性低酸素血症が認められ、この場合も認知機能障害を生じることがあります。

2）病　態

　高CO_2血症では、CO_2の血管拡張作用により脳血流の増加による頭蓋内圧亢進状態となります。さらに、脳内の呼吸中枢神経機能が抑制されて、CO_2に対する神経系の感受性が低下します。気道閉塞や溺水、高度な貧血、高山病などで急性に生じる低酸素血症では、酸素供給不足による神経細胞障害や脳血流の増加による頭蓋内圧亢進によって脳浮腫が生じ、ふらつきや頭痛、傾眠、けいれん、意識障害をきたします。

3）診　断

　動脈血を採取し、水素イオン指数（pH）、酸素分圧（PaO_2）、二酸化炭素分圧（$PaCO_2$）を

測定します。

4）治　療

　CO_2ナルコーシスでは、肺気腫などの原因疾患の治療、管理を行い、CO_2排出のために非侵襲的換気療法を行います。高濃度の酸素投与は呼吸性アシドーシスと高CO_2血症を増悪させるため、低濃度から酸素を投与します。呼吸不全が改善しない場合は、気管挿管して人工呼吸管理を考慮します。

4…糖尿病に伴う意識障害

1）低血糖による意識障害

　経口糖尿病薬やインスリン製剤を使用している患者さんで意識障害が認められた場合、常に低血糖を念頭に置くべきです。低血糖の症状は、不安、動悸、頻脈、振戦、発汗、嘔気などの自律神経症状を伴うのが特徴です。中枢神経症状として、頭痛、脱力感、混乱、行動変化、せん妄、昏迷、昏睡、けいれんなど、さまざまな症状が出現します。個人差がありますが、一般に血糖値が70mg／dL以下になると自律神経症状が現れます。血糖値が50mg／dL以下になると中枢神経症状が出現します。これらの血糖値は、あくまでも目安であることに注意しなくてはなりません。血糖値が大きく下がった場合は、70mg／dL以上でも低血糖症状を呈することがあります。逆に、血糖値が70mg／dL以下でも自律神経症状が現れないことがあり（無自覚低血糖）、急に中枢神経症状が出ることもあり、注意が必要です。低血糖は脳へ大きなダメージを与えます。不可逆的なダメージを避けるため、低血糖症状がある場合には速やかにブドウ糖を摂取しなくてはなりません。意識障害がある場合は、経静脈的にブドウ糖を投与する必要があります。

2）糖尿病性ケトアシドーシス（DKA）

　糖尿病性ケトアシドーシス（diabetic ketoacidosis：DKA）は多くの場合、I型糖尿病患者さんにみられる症状で、インスリン治療の中断や感染症などが誘因となり発症します。倦怠感、全身衰弱、吐き気、嘔吐、腹痛などの自律神経症状に加えて、呼吸障害（クスマウル呼吸）を呈し、昏迷、昏睡に陥ります。高血糖による浸透圧利尿が生じ、頻脈や低血圧など循環血液量減少の徴候が観察されます。血糖値の上昇（400mg／dL以上）のほかに、ケトン体が過剰に産生されるために代謝性アシドーシスを認めます。DKAの治療は、十分な細胞外輸液の投与とインスリンの静脈的投与が基本です。治療に伴って低カリウム血症が発生することもあり、注意が必要です。

5…低ナトリウム血症に伴う意識障害

1）症　状

　低ナトリウム（Na）血症に伴う意識障害は、日常臨床でしばしば遭遇します。とくに、高齢者は入院して点滴治療を受けた場合、低Na血症を容易に発症します。軽症の場合、人格変

化、嗜眠、錯乱をきたし、重症の場合、けいれん、昏迷、昏睡をきたします。

2）診断と治療

　血清Naを測定します。原因を同定するため、尿中へのNa排泄、血清および尿の浸透圧を測定して、細胞外液量が増加、正常、減少のいずれかのパターンであるかを判断します。また、腎機能、甲状腺機能、副腎機能の異常が背景にないかについて調べます。利尿薬などの服用の有無も重要です。これらを総合的に判断することで対処法が変わってきます。治療していくうえで、低Na血症の急速な改善は、医原性の浸透圧性脱髄症候群といった重篤な神経障害を引き起こすことに注意を要します。そのため、低Na血症に対するNa補正は緩徐に行う必要があります[3]。

6…ウェルニッケ（Wernicke）脳症

1）症　状

　チアミン（ビタミンB1）欠乏による脳症で、意識障害、眼球運動障害、運動失調を3主徴とします。多くは、慢性アルコール中毒などのように慢性の栄養障害を背景として脳症を発症します。そのほか、妊婦が重症のつわりを生じた場合に発症することがあります。また、手術後など絶食中にビタミンB1を含まない糖含有輸液を長時間継続的に投与された場合に発症することがあります[4]。細胞に取り込まれた糖が利用されるにはビタミンB1を必要とします。したがって、経口摂取ができず相対的にビタミンB1が欠乏している状態で、ビタミンB1を補給せずに糖を含む輸液を投与すると、ビタミンB1の欠乏をさらに悪化させるため、ウェルニッケ脳症を引き起こします。

2）病　態

　ビタミンB1は糖代謝をはじめとして、いくつかの重要な代謝経路に関わる補酵素です。ビタミンB1が欠乏することによって、体内でエネルギー産生が停滞し、**乳酸アシドーシス**を引き起こします。また、ビタミンB1はアセチルコリンやγ-aminobutyric acid（GABA）といった神経伝達物質の生合成にも必要で、その欠乏によって神経障害が引き起こされます。

3）診　断

　意識障害、眼球運動障害、運動失調といった症状からウェルニッケ脳症を疑うことが非常に重要です。採血をして血中ビタミンB1濃度の測定を行いますが、頭部MRI検査は補助診断として有用な検査で、非常に特徴的な所見を呈します。T2強調画像で、第3脳室周囲、中脳水道周囲、乳頭体などに、左右対称性の高信号域を認めます（図2）。

4）治　療

　上記症状などからウェルニッケ脳症を疑った場合、速やかにビタミンB1の投与を開始しなくてはなりません。消化管の吸収障害によるビタミン欠乏を考慮し、経口ではなく経静脈的にビタミンB1を投与します。治療が遅れた場合、コルサコフ（Korsakoff）症候群とよばれる

図2 ウェルニッケ脳症のMRI（拡散強調画像）

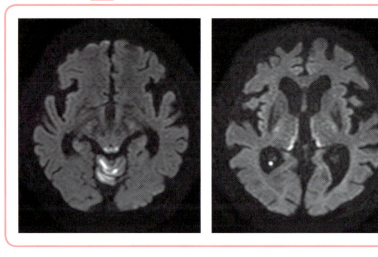

70歳男性、食事量減少で点滴治療中に発症。小脳虫部、中脳水道周囲、第3脳室周囲に高信号を認める。

記銘力障害、健忘、作話を中心とした精神神経症状が後遺症として残ることがあります。

3 まとめ

　代謝性脳症は、全般的に脳が機能低下をきたした状態です。速やかに原因を推測して治療を開始することがきわめて重要です。いたずらに検査や診断に時間を費やすことは、避けなくてはなりません。適切なタイミングで治療が行われれば、意識障害をはじめとする神経症状の改善が期待できます。一方で、治療が遅れた場合には、意識障害が遷延し、中枢神経に重大な後遺症状を生じる可能性があることを念頭に置いておかなければなりません。

引用・参考文献

1) 伊澤良兼ほか. 知っておくべき神経救急疾患の病態と治療：代謝性脳症. 救急医学. 40, 2016, 403-10.
2) Ong, JP. et al. Correlation between ammonia levels and the severity of hepatic encephalopathy. Am J Med. 114, 2003, 188-93.
3) 山口秀樹ほか. 低ナトリウム血症性脳症. 日本内科学会雑誌. 105, 2016, 667-75.
4) 伊澤良兼ほか. 栄養障害に伴う意識障害. 日本神経救急学会雑誌. 28, 2016, 56-9.

（石田 志門／荒若 繁樹）

2-5 急性期意識障害の原因と治療（低酸素脳症）

1 低酸素脳症を起こす疾患と病態

　循環不全または呼吸不全などにより、脳組織への十分な酸素供給ができなくなり脳に障害をきたした病態を**低酸素脳症**といいます。低酸素脳症には、通常、組織への血流量の低下（**虚血**）と血液の酸素運搬能の低下（**低酸素血症**）の2つの病態が混在していることが多いため、**低酸素性虚血性脳症**（hypoxic-ischemic encephalopathy）ともよばれます。

　原因として、重篤な不整脈、心筋梗塞、心停止、各種ショック、窒息、重度の貧血などがあげられますが、在宅ケアの現場では、誤嚥による気道閉塞、不適切な体位による窒息状態などが低酸素脳症の危険因子であり、注意を要します。

　心停止により脳への酸素供給が途絶えると、意識は数秒以内に消失します。成人の場合は3〜5分以内であれば注意力の低下、見当識障害、判断力の低下、協調運動障害などが出現しますが、後遺症を残さず回復することが多いです。一方、3〜5分以上の脳循環停止では、仮に自己心拍が再開しても脳の中でも低酸素に弱い部位に障害が残ります。

　ドリンカーの生存曲線と**カーラーの曲線**を紹介します（図1、図2）。これらの曲線からも、早期対応がきわめて重要であることがわかります。

　とくに、大脳の側頭葉内側、海馬領域は低酸素に弱く、意識障害の原因となります。ほかにも、淡蒼球、小脳、大脳皮質、脳幹部などの障害により、錐体外路徴候、小脳失調、けいれん、遷延性意識障害など多彩な脳障害（**蘇生後脳症**）が起こります。また、回復して1〜2週間後に意識障害やパーキンソン症候群を起こす場合があります。

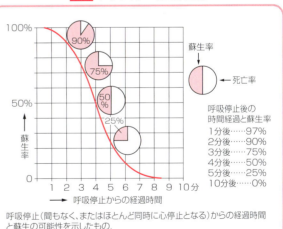

図1 ドリンカーの生存曲線

呼吸停止後の時間経過と蘇生率
1分後……97%
2分後……90%
3分後……75%
4分後……50%
5分後……25%
10分後……0%

呼吸停止（間もなく、またはほとんど同時に心停止となる）からの経過時間と蘇生の可能性を示したもの.

（Drinker, P. WHO報告書, 1966より）

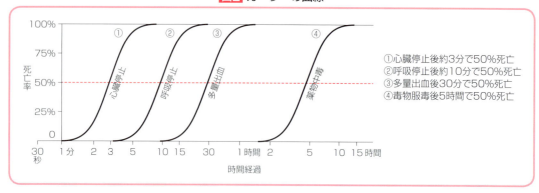
図2 カーラーの曲線

(Cara, M. 1981 より)

2 低酸素脳症の診断と治療

　低酸素脳症の臨床症状は多彩ですが、在宅ケアにおいては反応の低下への気づき、意識レベルの観察が有用となります。

　治療は原因の解明と酸素投与です。一般に高濃度酸素投与が必要であるため、救急車の要請が必要となります。誤嚥による気道閉塞、不適切な体位による窒息状態など、その場で解除可能な状態の場合は解除を試みます。

　治療として、単に血圧を維持するだけでは生存率・社会復帰率の改善につながらず、全身の臓器および末梢組織への血流を維持することが重要です。心停止蘇生後脳症の患者さんでは、生体の防御反応により侵襲性の血糖上昇や代謝の亢進に基づく体温上昇が発生することが多く、これらの血糖上昇、体温上昇は神経学的な予後を悪化させる重大な要因です。

　したがって、これらを予防、管理するために集中治療を行い、適切な呼吸循環管理により二次性脳障害を最小限にすることが必要となります。近年、心停止の患者さんで自己心拍再開後も昏睡状態が続く場合、**脳低温療法**を施行することで機能的転帰が改善する可能性が報告されています。

　全般的な脳血流の急速な低下が脳血管の対応能力（自己調節能）を超える場合には脳組織の不可逆的な変化が残ります。救命し得た症例においても、病理学的には一般に白質に比較して灰白質が侵されやすく、とくに大脳皮質、他に基底核、視床、海馬、脳幹がしばしば障害されます。全般性脳血流低下によって大脳皮質では第3層、次いで第5層、6層が選択的に障害されやすく、皮質内に帯状の壊死層として認められ、大脳皮質の層状壊死（そうじょうえし）とよばれます。CTスキャンでは、急性期には全般的な脳浮腫・脳腫脹を認め、慢性期にはびまん性脳萎縮、脳室の拡大を認めます。

　MRI検査は低酸素脳症の診断に有用であり、成人の低酸素脳症では酸素消費量の多い灰白

質、海馬、基底核、視床、大脳皮質に病変を認めます。急性期には拡散強調画像が有用で、両側大脳基底核、視床、皮質で高信号域を示し、遅れてT2強調画像でも灰白質や皮質が高信号を示します。亜急性期にT1強調画像では脳回に沿った高信号域（層状壊死）を示し、ガドリニウムによる造影効果を認めます。一酸化炭素中毒と同様に数週間遅れて白質に異常信号を示すこともあります。

3 低酸素脳症の予後

低酸素脳症は、その原因として重篤な不整脈、心停止、呼吸停止など致死的な病態が多く、応急処置と同時に救急車を要請して脳蘇生の早期開始がすすめられています。重症例では意識がない状態となり、AED（自動体外式除細動器）使用を考慮すべきです（蘇生処置については、p.148 5章 在宅でできる蘇生処置参照）。AEDはとくに若年者の低酸素脳症の原因となる致死性不整脈に効果があります。

低酸素環境に5分以上さらされると、集中治療の対象とはなりますが、予後は不良な場合が多くなります。

低酸素脳症（蘇生後脳症）の転帰不良を予測する因子としては、自己心拍再開後24時間以内のミオクローヌス・てんかん重積状態の出現、瞳孔反応や角膜反射の消失、および3日後の運動反応の消失または四肢の異常伸展反応があげられます。また、蘇生後の血糖上昇や体温上昇も予後の悪化因子です。

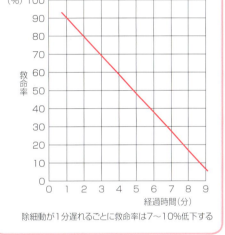

図3 心室細動の発症から除細動までの経過時間と救命率[1]

除細動が1分遅れるごとに救命率は7〜10%低下する

引用・参考文献

1) Larsen, MP. et al. Predicting survival from out-of-hospital cardiac arrest : A graphic model. Ann Emerg Med. 22 (11), 1993, 1652-8.

（奥寺 敬／橋本 真由美）

Q&A …1 これまで遷延性意識障害は、医師によっては「意識がない」と判断されることもあったのですが、本当に意識はないのですか？

遷延性意識障害は、日本脳神経外科学会の定義（1976年）によると、「①自力移動が不可能である。②自力摂食が不可能である。③糞・尿失禁がある。④声を出しても意味のある発語がまったく不可能である。⑤簡単な命令にはかろうじて応じることもできるが、ほとんど意思疎通は不可能である。⑥眼球は動いていても認識することはできない。以上6項目が治療にもかかわらず3カ月以上続いた場合」とされています。上記の状態を、一般的な意識状態の評価方法である「ジャパン・コーマ・スケール（JCS）」や「グラスゴー・コーマ・スケール（GCS）」にあてはめると、④、⑤、⑥の項目から、深昏睡（つまり意識がない状態）ではない場合があることが容易に想像されます。**意識がないと評価される状態**は、声が出せず、外的刺激にまったく反応できず閉眼している状態なのです。

私が研修医の頃、病棟にある患者さんが入院していました。その患者さんは、いわゆる寝たきりの状態で、意思疎通はまったくできませんでしたが、朝になったら眼を開けて、夜になったら眼を閉じていました。栄養維持のために、鼻から胃まで管を入れることが研修医の毎朝いちばん初めの仕事でした。ただ、その患者さんは人の姿が見えると"声を出して笑う"患者さんで、笑うと管を入れることができなくなるため、私は早朝の寝ている間に管を入れるか、目を覚ました後は部屋の入り口から匍匐前進でベッドの頭側に回り、患者さんに姿を見られないようにして管を入れる処置をしていました。その患者さんは、家族が亡くなったときにその知らせを耳元で伝えたところ、しばらく笑うのが収まり悲しい顔をしたそうです。この経験から私は「遷延性意識障害は、意識がないのではなく、意思疎通の手段にわれわれが気づいていないだけでは？」と研修医ながら考えさせられました。

患者さんの状態を十分な時間をかけて観察し、何らかの動き（視線や指など）と外的刺激の関係などにしっかりと目を向けることが、遷延性意識障害の正しい評価につながると思います。

（名取 良弘）

Q&A…2 閉じ込め症候群とはどのような状態ですか？

閉じ込め症候群（locked-in syndrome；**ロックドイン症候群**または**施錠症候群**）とは、眼球運動以外の体の運動はほとんどないものの、比較的意識がはっきりとした状態をいいます。脳の主な血管のうち、脳底動脈という動脈の閉塞による脳幹の脳梗塞が原因となることが圧倒的に多いのですが、脳幹にできた腫瘍や膿瘍（膿み）、脳炎、外傷で起こることもあります。

脳幹は中脳、橋、延髄からなり、大脳、小脳と全身を連絡する神経線維（大脳、小脳の神経細胞から全身に命令を伝える電線）がすべて通り、意識の中枢や生命維持中枢までも存在する、文字どおり脳の幹ともいうべき場所です。脳幹の機能が完全に失われれば生命維持は不可能で死は免れませんが、脳幹のうち一部のみ損傷された場合に（多くは脳幹のうち橋の一部が損傷された場合に）閉じ込め症候群が起こります。すなわち、「大脳、小脳と全身を連絡する電線がすべてではなく、ほとんど遮断された状態」と言い換えることができます。

患者さんは手足を動かすことができず言葉を発することもできませんが、大脳の機能は保たれていますので、覚醒しているときは周りの状況を見ること、周りが話している言葉を理解することができ、さらにはまばたきと目を左右へ動かすことで自身の意思を表現することができます（目の運動、目を閉じたり開けたりすることで「はい」「いいえ」の答えを表現することができるため、コミュニケーションが可能です）。

閉じ込め症候群の患者さんのケアや治療で最も問題となるのは、患者さんの全身運動がほとんど消失しているため、医療従事者、家族、介護者が「患者はコミュニケーションをとることができない」と誤解してしまうことです。患者さんは周囲の状況を理解しているわけですから、もちろん周囲の会話の内容や行動を見て理解することができます。介護者や医療従事者が意識のない患者さんとして対応した場合、**患者さんの心を傷つける可能性**があるので注意が必要です。眼球の動きやまばたきを注意深く観察して患者さんの意思表示を理解しようとする努力が必要です。

（池田 直廉）

3-1 遷延性意識障害患者の治療（慢性期意識障害の治療目的）

　意識障害の患者さんの急性期の治療は、障害の原因となっている疾患に対する治療と全身状態の安定化を目指した治療が中心です。一方、慢性期では原因疾患の進行は止まり、全身状態も比較的安定した状態となっているため、遷延する意識障害そのものの改善を目的とした治療のほか、長期療養（在宅療養、施設入所、入院治療）に向けて安定した全身状態の維持、療養に向けての処置、合併症の予防に主眼をおいた治療が同時に行われます。

　患者さんはそれぞれ意識障害の程度、脳の損傷の状態、意識障害の原因、合併症の有無などが異なるため、個々に合わせた治療の目標や計画を立てる必要があります。まず、ベッドサイドでの患者さんの意識レベル（Coma Recovery Scale-Revised、中部療護センター意思疎通グレーディングなど）、障害重症度（NASVAスコアなど）、全身状態（合併症、栄養状態など）、血液検査、CTやMRIなどの画像機器や脳波などの電気生理学的検査による脳の損傷の程度と残存する脳機能（認知、運動、体性感覚、嗅覚、触覚、視覚、聴覚）の評価が行われます。

1 意識障害の改善を目的とした治療

　慢性期の意識障害の原因には、水頭症（髄液短絡システムの不調を含む）、硬膜下貯留液や外減圧術部の外気による脳の圧迫、非けいれん性てんかん重積状態、中枢性交感神経発作（発作性全身強直、高熱、発汗、血圧上昇）、低栄養状態、電解質異常、ホルモン異常、代謝異常（低血糖など）、低血圧、向精神薬過多に起因するものなど外科的・内科的処置により病態が改善されることにより、比較的速やかに意識障害の改善につながるものがしばしば存在します。前項で述べた諸検査でこれらの病態の存在を見逃さないことが重要です。

　遷延性意識障害には薬物治療、場合によっては外科的治療（脳・脊髄電気／磁場刺激）が試みられていますが、いまだ十分に確立した効果的な治療はありません。したがって、治療はリハビリテーション（リハビリ）が主体となります。従来、一度損傷された脳機能は改善しないといわれていましたが、現在ではごく一部ですが脳細胞に再生機能が発見され、脳が新たな機能を獲得する事実や、損傷を免れた脳が従来もっていた機能とは別の機能を獲得し、損傷された脳の機能を代償することで症状が改善することがわかってきました[1]。

　こうした現象は脳の可塑性とよばれ、リハビリによって症状が改善する理由の一つと考えられています。リハビリは、残存する感覚（体性感覚、嗅覚、味覚、視覚、聴覚）機能をさまざまな療法（鍼治療、アロマセラピー、体動刺激、食事・嚥下訓練、仮想空間視覚刺激、

声かけ、音楽療法など）で刺激して脳を目覚めさせる**五感刺激療法**とよばれるものです[2]。

2 長期療養に向けた治療

　長期療養へ向けた治療では、安定した全身状態の維持（**廃用症候群の予防**）、療養に向けた医療処置に主眼をおいた治療が行われます。すなわち、廃用症候群に対して、筋萎縮を予防するための他動的筋肉トレーニング、関節拘縮を予防するための関節可動域維持・改善訓練、骨萎縮（骨粗鬆症）や全身循環機能低下・末梢循環障害を予防するための臥床筋力増強訓練、坐位訓練、斜面台などを用いて段階的に行う起立訓練、立位保持訓練（可能な場合には歩行訓練）、呼吸機能障害を予防するための定期的な深呼吸訓練、咳訓練、体位ドレナージが行われます。長期療養を行うために必要な医療処置は、患者さんの全身状態を安定化させることのほかに介護者の負担軽減にもつながります。安定した栄養状態の確保を目的とした胃ろう造設、感染や窒息の原因となる気道内分泌物・異物の排出を容易にする気管切開がしばしば行われます。リハビリを効果的に行うためのボツリヌストキシン注射、バクロフェン持続髄注療法による**筋痙縮改善**は体位交換、おむつ交換を容易にすることにも役立ちます。

3 合併症の治療

　合併症の予防、治療も重要です。遷延性意識障害の患者さんは、原因となっている脳の病態、身体機能の低下、余儀なくされる臥床状態により、さまざまな合併症が起こりやすい状態にあります。よくみられる合併症には褥瘡、糸状角膜炎、誤嚥性肺炎、胆嚢炎、腸閉塞、尿路結石、てんかんがあります。それぞれの合併症に対する治療はもちろんのこと、それらを予防するための体位交換、喀痰吸引、全身清拭、点眼、眼球洗浄、口腔ケア、規則正しい薬剤の服用、栄養管理といった日々のケアが非常に重要です。意識障害の患者さんは自ら症状を訴えることができないため、病態を早期に発見するためには表情、筋緊張、発汗、体温、尿、皮膚、血圧などの状態を頻繁にチェックすることが必要です。

4 まとめ

　遷延性意識障害の治療は、長期戦であることを認識し、長期的な展望に基づいた治療計画を立てる必要があります。また、治療に際しては常に患者さんの人間としての尊厳を保つことができるような医療、看護、介護を行うように心掛けることが重要です。

引用・参考文献
1）　川平和美ほか. 脳における情報処理と可塑性の神経生理学的背景について. リハビリテーション医学. 32, 1995, 670-8.
2）　井村智弘ほか. リハビリテーション. 意識障害の診断と治療：Reappraisal. Clinical Neuroscience. 26, 2008, 678-9.

（武井 啓晃／篠田 淳）

3-2
遷延性意識障害患者の治療（亜急性期・慢性期に用いられる薬物療法）

1 甲状腺刺激ホルモン放出ホルモン（TRH）製剤（プロチレリン酒石酸塩水和物：ヒルトニン®）

　TRH（甲状腺刺激ホルモン放出ホルモン）は1966年Schallyら[1]により初めてブタの視床下部から抽出された神経ペプチドで、ピログルタミン・ヒスチジン・プロリンのアミノ酸配列からなる神経ペプチドであることが解明されました。TRH製剤は下垂体からTSH（甲状腺刺激ホルモン）とPRL（プロラクチン）を遊離することから、内分泌検査薬として開発されました。1972年にはPlotnikoffら[2]が動物実験でTRHに中枢神経賦活作用があること、また、Prange[3]やKastinら[4]はTRHに抗うつ作用があることを報告しました。これらのことよりTRHの意識障害に対する効果が検討され、1979年に佐野ら[5]が国内で二重盲検法による大規模臨床治験を実施し、TRH製剤のくも膜下出血と頭部外傷に伴う昏睡、半昏睡を除く遷延性意識障害に対する有用性が認められ、1981年に意識障害治療剤として日本で認可されました。現在まで臨床的に広く使用されています。

　TRH製剤の中枢神経賦活作用は、甲状腺摘出動物や下垂体摘出動物でも現れることから甲状腺ホルモンは関与していません。動物実験による薬理作用の報告では、TRH製剤の投与で中脳-辺縁系ドーパミンニューロン終末部位である側坐核におけるドーパミンの遊離を促進し、自発運動亢進が出現しました（ラット）[6]。また、麻酔薬であるペントバルビタールの脳内グルコース利用率低下作用に拮抗して覚醒促進作用を示し（ラット）[7]、視床下部および脳幹に作用して脳波賦活作用を示すこと（ネコ）[8]などもあげられています。

　適応疾患は、頭部外傷・くも膜下出血（意識障害固定期間3週間以内）に伴う昏睡、半昏睡を除く遷延性意識障害です。

　用法および用量は、頭部外傷による遷延性意識障害の場合、通常、成人には1回プロチレリン酒石酸塩水和物として0.732～2.92mg（プロチレリンとして0.5～2mg）を、くも膜下出血の場合には2.92mgを、1日1回、10日間静注または点滴静注します。効果は即効的ではなく、通常、投与数日後に、意欲や自発性や情動障害の改善という形で現れます。

　二重盲検比較対照試験[5]において、頭部外傷による遷延性意識障害例では、プロチレリン2mg／日投与群の改善率は50.0%、くも膜下出血（意識障害固定期間3週間以内）では62.5%の改善率でした。

　副作用は、血圧・脈拍数の変動、消化器症状、肝障害などがみられ、重篤なものとして

ショック様症状、けいれんなどがあります。

非ベンゾジアゼピン系睡眠導入剤（ゾルピデム：マイスリー®）

　ゾルピデムはイミダゾピリジン系に分類される非ベンゾジアゼピン系の**睡眠導入剤**です。脳にあるGABA（A）受容体のベンゾジアゼピン結合部位に結合し、GABA（ギャバ）という神経伝達物質の作用を賦活することによって効果を発現します。GABAは主に神経の働きを抑制するため、鎮静効果や睡眠作用が現れます。中枢に存在するベンゾジアゼピン結合部位にはω1とω2受容体の2種類のサブタイプがあり、ゾルピデムはω1受容体に選択的に作用します。ω1受容体が刺激されることで通常の人は睡眠に入ります。ところが、意識障害の患者さんでは脳損傷によって脳内で必要なGABAの働きが低下し、ゾルピデムによってGABAの作用が賦活されることで睡眠ではなく、脳の活動が正常化して意識が改善するのではないかと推測されています[9]、[10]。

　2000年にClaussら[11]が最初の症例報告をしました。3年前に外傷性脳損傷で植物状態になった若い男性にゾルピデム錠10mg内服させたところ、その30分後に一過性に意識が回復し、会話が可能となりました。その後、遷延性意識障害症例のゾルピデムによる改善例の報告[12],[13]や前向き研究[14]〜[16]がいくつか報告されました。ゾルピデムによる意識障害からの回復のメカニズムについてはあまりわかっていませんが、ほかのベンゾジアゼピン系薬剤では起こらないようです。また、脳損傷による遷延性意識障害の一部の患者さんにのみ効果があるようです。1日の内服量は5mgまたは10mgで、内服後約10〜60分で効果が出現し、その効果は一過性ですが、約3〜4時間続くと報告されています。

　PETを用いた脳糖代謝の研究では、重症脳損傷後の**最小意識障害**（minimum consciousness state：MCS）症例に、ゾルピデム内服前は両側の前頭／前頭前皮質、視床、線条体などの前脳の前方部分の代謝低下が著明でしたが、ゾルピデム内服後にはこれらの部位の代謝が増加しました[17]。

　なお現在、日本ではゾルピデムの意識障害への適応はありません。

引用・参考文献

1) Schally, AV. et al. Isolation of thyrotropin releasing factor (TRF) from porcine hypothalamus. Biochem Biophys Res Commun. 25(2), 1966, 165-9.
2) Plotnikoff, NP. et al. Thyrotropin releasing hormone：Enhancement of dopa activity by a hypothalamic hormone. Science. 178(4059), 1972, 417-8.
3) Prange, AJ Jr. et al. Effects of thyrotropin-releasing hormone in depression. Lancet. 2(7785), 1972, 999-1002.
4) Kastin, AJ. et al. Improvement in mental depression with decreased thyrotropin response after administration of thyrotropin-releasing hormone. Lancet. 2(7780), 1972, 740-2.
5) 佐野圭司ほか. TRH酒石酸塩製剤の意識障害治療剤としての臨床的研究（第Ⅱ報）：多施設二重盲検法による比較対照臨床治験. 神経進歩. 23, 1979, 184-210.

6) Miyamoto, M. et al. Mesolimbic involvement in the locomotor stimulant action of thyrotropin-releasing hormone (TRH) in rats. Eur J Pharmacol. 44(2), 1977, 143-52.

7) Nagai, Y. et al. Effect of thyrotropin-releasing hormone(TRH) on local cerebral glucose utilization, by the autoradiographic 2-deoxy [14C] glucose method, in conscious and pentobarbitalized rats. J Neurochem. 35(4), 1980, 963-71.

8) 福田尚久ほか. 脳幹圧迫によるネコの行動および脳波変化ならびにそれに及ぼすThyrotropin-releasing hormone (TRH) の影響. 日本薬理学雑誌. 75(4), 1979, 321-31.

9) Schiff, ND. Recovery of consciousness after brain injury：A mesocircuit hypothesis. Trends Neurosci. 33(1), 2010, 1-9.

10) Pistoia, F. et al. Silencing the brain may be better than stimulating it. The GABA effect. Curr Pharm Des. 20(26), 2014, 4154-66.

11) Clauss, RP. et al. Extraordinary arousal from semi-comatose state on zolpidem. S Afr Med J. 90(1), 2000, 68-72.

12) Cohen, L. et al. Transient improvement of aphasia with zolpidem. N Engl J Med. 350(9), 2004, 949-50.

13) Clauss, RP. et al. Drug induced arousal from the permanent vegetative state. NeuroRehabilitation. 21(1), 2006, 23-8.

14) Thonnard, M. et al. Effect of zolpidem in chronic disorders of consciousness：A prospective open-label study. Funct Neurol. 28(4), 2013, 259-64.

15) Du, B. et al. Zolpidem arouses patients in vegetative state after brain injury：Quantitative evaluation and indications. Am J Med Sci. 347(3), 2014, 178-82.

16) Whyte, J. et al. Zolpidem and restoration of consciousness. Am J Phys Med Rehabil. 93(2), 2014, 101-13.

17) Brefel-Courbon, C. et al. Clinical and imaging evidence of zolpidem effect in hypoxic encephalopathy. Ann Neurol. 62(1), 2007, 102-5.

(浅野 好孝)

3-3 遷延性意識障害患者の治療（電気刺激療法）

　遷延性意識障害における電気刺激療法は、微弱な電流を用いて、脳幹網様体賦活系（ascending reticular activating system：ARAS）や視床などを直接または間接的に刺激して、覚醒状態や大脳における活動をより促すことを目的に使用されます。

　その手段として、**脳深部刺激療法**（deep brain stimulation：DBS）、**脊髄刺激療法**（spinal cord stimulation：SCS）、**正中神経刺激療法**（median nerve stimulation：MNS）、**迷走神経刺激療法**（vagus nerve stimulation：VNS）があります。遷延性意識障害に行われるすべての電気刺激療法は、電流値、電圧値ともに微弱な電気で行われています。したがって、「感電」にイメージされるような、ビリビリと体が強直したり、痛み刺激になったりするようなことはありません。また、正しく刺激を行えば、てんかん発作を誘発することもありません。

　次に、運動機能の再建を試みたものに、**機能的電気刺激療法**（functional electrical stimulation：FES）があります。麻痺した四肢の運動機能を再建するためのもの、排便や排尿を手助けするもの、脳幹障害や上位頸髄損傷に合併した自発呼吸の消失に対して横隔膜を電気刺激する呼吸ペースメーカーを用いたもの（横隔膜ペーシング）などの方法があります。

　大きな問題点は、これらのすべては遷延性意識障害における治療として、いまだわが国の健康保険に適応しておらず、自由診療（自費診療）にならざるを得ないということです。

1 脳深部刺激療法（DBS）

　パーキンソン病や不随意運動に対して、薬物療法の効果が不十分な場合や、副作用が強くて薬物療法が無理な場合に、視床周辺の神経核を電気刺激して振戦、ジストニアなどを止めてスムーズな歩行を可能としたり、手を使えるようにしたりするものです。健康保険の適応がなされています。ナビゲーションシステムや定位脳手術の手技を使って、精密に目的の部位に電極を挿入します（図1）。

　さまざまな研究の中で、視床周囲を電気刺激することにより意識障害に対する改善作用も期待できるという報告があります。そのメカニズムは、神経伝達物質の増加作用、脳血流量増加、脳波改善作用などが考え

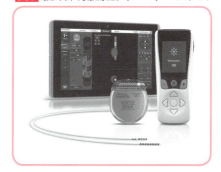

図1 脳深部刺激療法（DBS）システム

意識障害の治療に対して未承認製品である.
（2018 Boston Scientific Corporation. All rights reserved.）

られています。通常は、振幅の低い（周波数の低い）電流で刺激します。振幅の高い電流で脳を刺激するとけいれんが誘発されるため、慎重な刺激条件の検討が必要です。

2 脊髄刺激療法（SCS）

慢性疼痛に対しては健康保険の適応があります。脊髄硬膜外に電極を留置して電気刺激を行います。腰部や四肢の疼痛部位に電気刺激の振動を一致させて刺激することによって、器質的疾患のない強い痛みを緩和させることができます。電気刺激で疼痛を消失させることは難しく、軽減する効果を期待したものです。近年、刺激装置の進化は目覚ましく、多数の電極を埋め込むことが可能になり、体内で実際の電極位置から数ミリメートルずらして刺激することができるなど、手術後の微調整が可能となりました。

一方、遷延性意識障害に対する治療としての脊髄電気刺激療法の歴史は古く、1980年代から治療報告があります。1990年代になり、神野や片山らのグループによって、遷延性意識障害に対する積極的治療の一環として行われました。はじめは、筋痙縮や疼痛緩和のために行われましたが、豊かな感情表現の出現など意識レベルに好ましい変化を多数認めたことから、遷延性意識障害に対する応用が始まりました。いまだそのメカニズムは完全に解明されていませんが、脳血流量増加作用、脳波改善作用、覚醒状態改善作用が認められています。これらの改善によって、看護介入やリハビリテーションの効果が増幅されて臨床症状が改善されると考えられています。神野らは、疼痛治療の脊髄電気刺激療法と明確に区別するために、**脊髄後索電気刺激療法**（dorsal column stimulation：DCS）とよんでいます（図2、図3）。とく

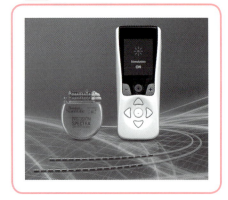

図2 脊髄刺激療法（SCS）システム

意識障害の治療に対して未承認製品である.
(2018 Boston Scientific Corporation. All rights reserved.)

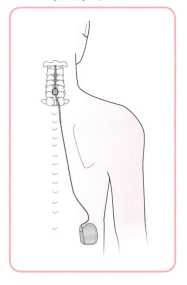

図3 脊髄後索電気刺激療法（DCS）のシェーマ

に、**最小意識障害**（minimum consciousness state：MCS）においては、およそ8割に意思疎通が十分に可能になるなどの高い効果が期待できます。

　刺激方法には2種類あり、ひとつは上位頸髄レベルに弱い電気刺激を行い、脳幹にその刺激が伝わることを目的にしたものと、もう少し強い電気刺激を行い、四肢の「ぴくぴくさせる」作用も加える方法があります。現時点では、どちらに優位性があるかははっきりしていません。

3　正中神経刺激療法（MNS）、迷走神経刺激療法（VNS）

　正中神経刺激は、米国のCooperらが行ったもので、手関節内側の正中神経走行部に体の表面から電気刺激を行うものです。その刺激は、正中神経、脊髄を通って脳幹に達し、脳幹網様体賦活系が刺激されて覚醒反応が得られるというものです。簡便な装置で刺激が可能で、侵襲は少ないですが、電気刺激による疼痛があること、電極の密着が不確実であると熱傷を生じるなどの問題もあります。

　迷走神経とは脳神経のひとつで、下部延髄から頸部、胸腹部内臓に分布し、自律神経系のうち副交感神経系の多くを占める神経です。

　迷走神経刺激療法は、難治性てんかんに対する治療として健康保険の適応となっています。その歴史は海外先進国では古く、1980年代から試みられてきました。米国では1997年に認可されましたが、わが国での導入は2010年です。迷走神経を電気刺激することによって脳内活動は抑制され、てんかん異常波を減少させる作用があります（図4）。また、てんかん発作を抑制するだけではなく、覚醒状態の改善、高次脳機能に対する改善作用が認められるため、遷延性意識障害に対する治療として期待されています。

図4 迷走神経刺激装置

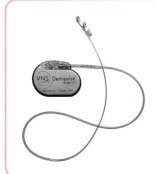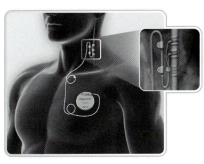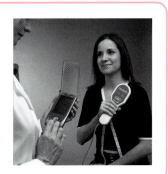

（日本光電工業株式会社パンフレットより）

4 機能的電気刺激療法（FES）

　脳損傷や脊髄損傷によって、重篤な後遺症が残存し、遷延性意識障害は最重症な病態といえます。また、四肢の麻痺、呼吸障害なども深刻な問題です。失われた運動機能を電気刺激によって再建する試みを機能的電気刺激といいます。電気を流すと筋肉が収縮することは昔から知られていましたが、コンピューターによる高い制御技術により、電気刺激の部位、強さ、タイミングなどをこまやかに調節できるようになったことで進化しました。

　呼吸ペースメーカー（横隔膜ペーシング）とは、頚部の横隔神経に微細な電極を装着して、横隔膜を動かすことによって、人工呼吸器を使用しなくても呼吸できるようにしたものです。人工呼吸器と比較してより生理的な呼吸を再建できることに優位性があります。

引用・参考文献
1）　川合謙介. 難治性てんかんに対する迷走神経刺激療法. Clinical Neuroscience. 20, 2002, 234-5.
2）　森田功. 呼吸ペースメーカー（横隔膜ペーシング）を用いた呼吸運動の再建：長期経過観察. Neurosurgical Emergency. 12（1）, 2007, 31-7.

（森田 功）

3.4 遷延性意識障害患者の治療（音楽運動療法）

1 音楽運動療法の適応範囲

音楽運動療法（musicokinetic therapy）とは、音楽と運動とを組み合わせて、心身の機能改善を目指す治療法です。音楽療法を大きく**精神（心理）療法的音楽療法**と**訓練的音楽療法**に分けると、音楽運動療法は後者に入り、行動療法と音楽を結びつけたものと考えられます。意識障害の患者さんをはじめ、脳性麻痺、パーキンソン病、慢性疼痛、不眠症などの患者さんが対象となります。

2 音楽運動療法による効果発現のメカニズム

運動や浮遊感を体験させると、視覚・平衡感覚が刺激され、精神状態が活性化されます。また、多くの患者さんに**驚愕反応**がみられます。これは、選択的注意をつかさどる青斑核が活性化されて覚醒中枢が刺激されるためであり、この方法で意識レベルが改善することがわかってきました。さらに、動きに合わせた音楽があると運動と感覚の相乗作用が起こります。とくに、患者さんの内面の思いと音楽が一致したとき、意識への刺激効果が高まると考えられています。これらのメカニズムは野田燎氏により明らかにされました[1]。

また、意識障害で臥床期間が長いと体が重力の影響を受けにくくなり、自律神経系の調節能力も低下しますが、これに対しても音楽運動療法は有効です。トランポリンで抗重力姿勢をとらせると、危険感と興奮が引き起こされ、その後に安心と達成感が生じます。また上下運動を行うと、半ば強制的に脳と体が働かされるため、強い刺激となります。水平運動はボールで行うとよく、これにはリラクセーションの効果が期待できます。

3 音楽運動療法の実際

快情動を伴う経験をすると自発性が生まれ、意欲や持久力が増進するため、セッションを楽しいものにすることを心掛けます。楽しい思い出のある音楽と運動が同期すると、セッション全体が快い報酬として記憶されます。

実際のセッションは30分程度の時間で行い、**トランポリン**や**バランスボール**と音楽演奏を用います。介助者が背後から支えることが必要な場合があります。前に鏡を置いて姿を映すのもよいことです。トランポリンはベッド（布部分）や介助者を押したり、患者さんを跳躍さ

せたりして上下運動をさせます。バランスボールはメガボール（ポリ塩化ビニル製の直径120〜150cmのもの）やフィジオロール（瓢箪型のボール）を用います。患者さんがボールに抱きついたり、患者さんを座らせたりして、介助者が背後から支え、音楽を流して上下・前後・左右に揺らせてリズムをとります。

運動に合わせて曲を生演奏します。上下運動ではとくに運動のテンポと音楽が合うことが大切です。テンポのみではなく、患者さんの意識状態、理解度、表情に合わせるためには訓練された**音楽療法士**の生演奏がベストであり、またしばしば即興演奏も必要です。楽器がない場合には、手拍子と歌唱による演奏も可能です。水平運動の場合には、録音物の音源再生でも可能ですが、高周波帯域の音があったほうがよいため、CD よりも LPレコード、テープがよいという意見があります。

基本的には患者さんの好きな曲を中心に演奏し、嫌いな曲は演奏しません。可能であれば好みの曲を選び、好みがわからない場合には年齢を参考に選曲します。上下運動の場合には、リズムが軽快でビート感に合わせて体を自然に動かしたくなる音楽を選ぶのがよいでしょう。三和音が上行するメロディーであれば明るい希望が感じられるメッセージが含まれ、よりふさわしいと考えられます。懐メロでは「365歩のマーチ」、洋楽では「レット・イット・ビー」、クラシックでは「モーツァルトの長調の曲（とくに第一楽章）」などが適切です。水平運動の場合では、ゆったりと流れる旋律と透明な和声の響きがあるものがよいと思われます。できれば音が減衰する楽器（ピアノ、ハープ、ギターなど）の演奏で、時間の流れを感じにくい音楽が適しています。映画音楽では「宮崎駿監督作品」、クラシックでは「Erik Satie のピアノ曲」「Brian Eno や Paulino Oliveros の環境音楽」などが使いやすいでしょう。

4　神経学的音楽療法（NMT）

神経学的音楽療法（neurological music therapy：NMT）は、神経疾患の患者さんを対象とした新しい考え方の音楽療法です。音楽の要素（リズム、和声、旋律など）を意図的に用いて治療に当たります。

1…運動障害に対する応用

リズムによる合図によって動作を促進する**聴覚刺激**（rhythmic auditory stimulation：RAS）という方法があります。

パーキンソン病では内的リズム形成障害があると考えられており、外的リズム刺激によりスムーズに動けることがあります。床の平行模様を見ると歩きやすくなるのと同じ原理です。この場合、歩行リズムよりやや速い速度の曲を用いて歩行訓練をすると、音楽が歩行を誘導するエントレインメント効果が起こります[2]。

上位運動ニューロン障害や緊張状態などで脊髄反射が亢進して、クローヌス（間代）や、

いわゆる貧乏揺すりが起こりますが、これには固有の周波数があります（5〜6c／秒）。これとズレたリズムを聞くと、これらの不随意運動が起こりにくくなると考えられ、研究されています[3]。

てんかんの患者さんに、モーツァルトの「2台のピアノのためのソナタ ニ長調 K.V. 448」を聞いてもらうと、認知機能がよくなったり、てんかん発作が起こりにくくなったりするという報告があります[4],[5]。モーツァルト効果とよばれますが、この曲がもつリズム感や明るい曲調だけではなく、テンポ（♩=138）が関係しているようです（図1）。

図1 2台のピアノのためのソナタ ニ長調K.V.448

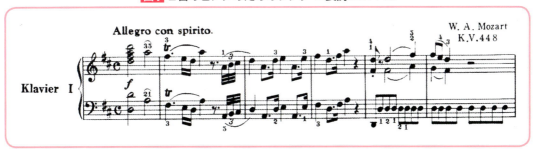

（全音楽譜出版社刊「モーツァルト　2台のピアノのためのソナタとフーガ」より転載許諾済み）

2…言語障害に対する応用

言語障害の患者さんに対して行うMIT（melodic intonation therapy）とよばれる訓練法があります。文章にリズムとメロディーを付けて、発語を促すものです[6]。日本語の話し言葉は主に音の高さによって伝達されます（英語は強弱、ギリシャ語は長短）（図2、図3）。

図2「橋が落ちた」の例

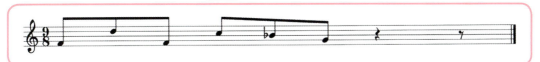

図3「箸が落ちた」の例

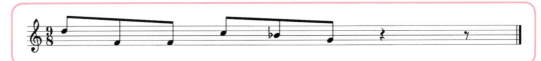

そこで、運動性失語に対してリズムや音を用いて言語療法を行うと、効果が上がる場合があります。右半球の機能が残っていると有効です。「おはようございます」の例を提示します（図4）。

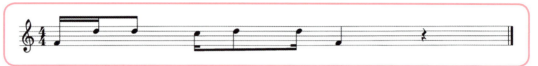

図4 「おはようございます」の例

3…認識障害に対する応用

　失認の一種に**半側空間無視**がありますが、これは見えているのに視野の半側（多くは左側）の情報を無視してしまう症状です。これには音楽を用いた**半側空間無視訓練**（musical neglect training：MNT）が行われます[7]。目の前の空間に小さい楽器を置き、次の音階や旋律パターンを患者さんが予測することで左側の空間に気づき、注意が向くように促す方法です。

引用・参考文献

1) 野田燎. 音楽運動療法入門. 工作舎, 2009, 232p.
2) Hausdorff, JM. et al. Rhythmic auditory stimulation modulates gait variability in Parkinson's disease. Eur J Neurosci. 26, 2007, 2369-75.
3) van Vugt, FT. et al. The role of auditory beedback in music-supported stroke rehabilitation：A single-blinded randomised controlled intervention. Restor Neurol Neurosci. 34, 2016, 297-311.
4) Lin, LC. et al. The long-term effect of listening to Mozart K.448 decreases epileptiform discharges in children with epilepsy. Epilepsy Behav. 4, 2011, 420-4.
5) Rauscher, FH. et al. Music and spatial task performance. Nature. 365, 1993, 611.
6) Sparks, RW. et al. Method：Melodic intonation therapy for aphasia. J Speech Hear Disord. 41, 1976, 287-97.
7) Ishiai S, et al. Improvement of unilateral spatial neglect with numbering. Neurology. 40, 1990, 1395-8.

（足立 好司）

遷延性意識障害の予後予測

1 画像をもとにした予後予測

　遷延性意識障害の患者さんの予後を予測するためには、損傷から免れた脳の残存機能がどれほどであるかを評価することが重要です。一般に脳の残存機能が高ければ高いほど、意識障害やほかの脳の機能障害の改善の見込みも高くなると考えられているからです。**脳の画像検査によって脳の残存機能をある程度把握することが可能です**。脳の画像には損傷された脳の形態（損傷部位の形、大きさ、性状）をみる画像（**脳形態画像**）と、脳の活動性と反応性をみることによって脳の残存機能を直接評価する画像（**脳機能・代謝画像**）があります。前者ではその形態から残存機能を予測します。後者は、さらに安静時の脳の活動性をみる**安静時脳代謝画像**と、何らかの刺激を与えて脳の反応性をみる**賦活脳機能画像**に分類されます。

　日常臨床で用いられる脳形態画像にはCT（computed tomography）とMRI（magnetic resonance imaging）、脳機能・代謝画像にはfMRI（functional MRI）、SPECT（single photon emission tomography）、PET（positron emission tomography）があります。本項ではそれぞれの画像の特徴を簡単に説明し、どのように脳の残存機能を評価しているのかを示します。

1…脳形態画像

　CTはどの医療機関でも簡便に最も広く用いられる画像で、もっぱら脳の形態の評価に利用されます。脳損傷の部位と程度、脳の萎縮（びまん性または局所性）の程度、くも膜下腔拡大と脳室拡大の程度など、おおよその状態がつかめます。通常のMRIでは、CTではとらえにくい皮質と白質の性状や脳幹、視床下部近傍などの微細な構造物の損傷の形態的把握が可能です。遷延性意識障害を有する患者さんはおおむね、「①脳幹」「②視床下部または両側視床内側」「③両側大脳半球の広範な領域」または「④以上①〜③の種々の組み合わせの部位」に障害があるため、これらの領域の損傷状態を把握することにより残存脳機能を推察できます。

　長嶺ら[1]は3T-MRIを用いて27例の遷延性意識障害の患者さんの脳形態画像所見を検討した結果、24例（88.9％）で微小な脳出血を含む出血、全例で大脳半球と脳幹の萎縮がみられ、とくに中脳の形態変化（萎縮と挫傷の有無）が遷延性意識障害の重症度と最も強い相関を示すことを報告しています。

　MRIの立体画像を用いると、健常者と遷延性意識障害の患者さんで脳幹の形状と大きさの

違いがよくわかります。**脳幹容積**は健常者に比べて遷延性意識障害の患者さん、とりわけ最小意識状態に比べて植物状態の患者さんで小さいとされています。拡散強調画像を用いるとFA（fractional anisotropy）値やMD（mean diffusivity）値の変化で詳細な脳白質損傷の程度と広がりをとらえることができ、**線維追跡画像**（fiber tractography）を作成すれば損傷された脳内の神経線維の断裂状態も見ることが可能です。

2…安静時脳代謝画像

脳血流検査はSPECTでもPETでもできますが、一般に脳血流検査単独では遷延性意識障害の評価には限界があるとされています。PETを用いた**脳糖代謝画像**（FDG-PET）では遷延性意識障害の患者さんの全脳の糖代謝は健常者の30〜50%に低下しており、この値は健常者の深麻酔または第Ⅱ〜Ⅳ期睡眠時の脳糖代謝程度に相当するとされます。また、低酸素脳症による遷延性意識障害の患者さんでは糖代謝低下は全脳でほぼ一様ですが、外傷性脳損傷に起因する場合は、糖代謝低下領域の広がりは不均一となり、局所脳損傷例では損傷部に、びまん性脳損傷例では視床、帯状回、前頭前野内側部、前頭葉底部に代謝低下が目立つことが明らかにされました。びまん性脳損傷例でみられる糖代謝低下は高次脳機能障害、最小意識状態、植物状態と意識障害が重度になるに従ってその機能低下の範囲は広がります。

3…賦活脳機能画像

最もよく使用される賦活脳機能画像はfMRIです。2006年、Owenら[2]は、交通事故による頭部外傷で植物状態となった25歳女性（受傷後5カ月）と健常者12人を被験者とし、「テニスをしている状況を想像してください」「自宅の自分の部屋を歩き回っているところ想像してください」という2つの運動想像課題を別々に口頭で指示し、脳のfMRIを撮像しました。その結果、これらの口頭指示に対し、この患者さんでは健常者と同じ部位（補足運動野、前運動野、頭頂葉皮質、海馬傍回）に脳活動が観察され、臨床症状のみから植物状態と診断されたこの患者さんは、最小意識障害であるという可能性が示唆されました。

Montiら[3]も遷延性意識障害の患者さんを対象にOwenら[2]の研究と類似の口頭指示を与え、fMRIを用いて脳の活動パターンを観察した結果、54人中5人でそれらの口頭指示により脳活動を観察することができ、遷延性意識障害と診断された患者さんの中には意識や認知に対する脳活動が保たれている例があることを示すと同時に、反応のみられない患者さんと意思疎通を図る手段としてfMRIが使用できる可能性を報告しました。

Okumuraら[4]は遷延性意識障害の患者さんに音楽を聞かせると、最小意識障害例は健常者と同様fMRI上で両側上側頭回が賦活されるが、植物状態例では賦活がみられないことから両者の鑑別が可能である可能性を示しました。

4…まとめ

脳の残存機能の評価には、CTやMRIのような形態画像に比べてfMRI、PETのような脳機

能・代謝画像が優れています。Benderら[5]は遷延性意識障害の患者さんを対象にfMRI、PETといった脳機能・代謝画像のほか、経頭蓋磁気刺激と脳波の組み合わせ、事象関連電位検査（体性感覚誘発電位、視覚誘発電位、聴覚誘発電位など）、定量的脳波、筋電図、眼球追跡反応などの神経生理学的検査を用いて遷延性意識障害の患者さんの意識状態を評価するために行われた過去に報告された20の論文の結果を統計学的に総括し、最小意識状態と植物状態を最も感度よく鑑別できるのはPETで、最も特異的に鑑別できるのは**定量的脳波**と結論づけました。このような画像・検査はベッドサイドでの評価に比べ、検査時点における患者さんの意識の状態を評価することには優れていますが、残念ながら現時点ではいずれの手法を用いても単独で遷延性意識障害の予後を正確に予測するには至っていません。

引用・参考文献

1) 長嶺義秀ほか. 遷延性意識障害患者に対する高磁場3T-MRI装置によるMRIおよびMRA所見. 第17回日本意識障害学会プログラム・抄録集. 2008, 106.

2) Owen, AM. et al. Detecting awareness in the vegetative state. Science. 313, 2006, 1402.

3) Monti, MM. et al. Willful modulation of brain activity in disorders of consciousness. N Eng J Med. 362, 2010, 579-89.

4) Okumura, Y. et al. Brain activation by music in patients in a vegetative or minimally conscious state following diffuse brain injury. Brain Inj. 28, 2014, 944-50.

5) Bender, A. et al. Persistent vegetative state and minimally conscious state. Dtsch Arztebl Int. 112, 2015, 235-42.

（篠田 淳）

2 スコアリングをもとにした予後予測（軽度から重度まで）

1…慢性期意識障害の現状認識

現代の医療の現場では、患者さんに高度な医療を提供することにより、安全で有効な治療が達成できることに精力が傾けられているように感じます。とくに脳神経の分野では、文明病でもある脳卒中への対策に力が注がれ、脳腫瘍の治療においても同様に注目を浴び、発展してきています。

しかしながら、すべての患者さんに良い結果だけがもたらされるわけではありません。ときには原病を克服するために引き起こされた広い意味での神経外傷のために、慢性期にまで及ぶ意識障害や高次脳機能障害を伴うことがあります。当然のことですが、このことは頭部外傷による遷延する慢性期意識障害を含めて現代のような高度先進医療社会においても依然として、医療者にとって向き合っていかなければならない大きな難題です。

一般的に頭部外傷により生じた意識障害に関しては、その程度は千差万別です。軽症なものは日増しにあるいは週単位で著しく改善します。しかし、中等度から高度の頭部外傷に起因する意識障害の場合、後遺障害として多彩な神経心理学的な問題（認知機能障害、社会行

動障害、人格の変化）を残してしまうのです。このことにより、慢性期に依然として残る高次脳機能障害のため、意識障害の真の評価はきわめて困難といえます。

　幸い順調に回復して社会復帰した患者さんでも、潜在的な意識障害が意欲の低下を引き起こします。それが傷病に対する保障など副次的利益を当てにしたものととらえられて、詐病の疑いをもたれるなど、社会的に不利な立場に追い込まれるような場合があります。また活動性の低下が患者さんの引きこもりを引き起こし、それを責められることへの反発で家族に対する暴言や暴力につながることもあります。このため意識障害の程度を正確にかつ普遍的に評価し、それが社会的な行動にどのように影響を与えているかを知ることは、いわゆる神経外傷の患者さんに対する社会的認識を高めるために非常に重要な課題といえます。

　また、急性期病院で実施される画像診断および電気生理学的な検査の結果は診断的に使われることが多いのですが、その所見が慢性期に入り、施設への入所あるいは家庭復帰をしている患者さんの意識状態の予測に使われることは非常にまれです。慢性期の意識障害の程度にこれらの画像診断および神経生理学的な検査結果の変化を反映して指標を結びつけることは、意識障害が高次脳機能障害および社会的行動障害に与える影響のメカニズムを知るうえで非常に重要なことなのです。

2…慢性期意識障害評価法策定への道

　現在、日本意識障害学会では、急性期病院で意識障害を呈した患者さんを登録して追跡することによって、軽症から重症の意識障害を呈する患者さんの経過を詳細に記録・分析し、その変化を知るうえで有用な臨床的な指標の開発にエネルギーを投じています。これらに用いる指標には、表1の4つが含まれています。

　このような指標を急性期から年単位で一定の期間集めることで、どのような指標体系が患者さんの状態を正確に評価することができるかを検証したいと考えています。このような行程を踏むことで、急性期から月単位で経過した段階で、ある程度状態が安定した時期における数多くの結果を集めることができ、患者さんの個々の未来予想が導き出されることと期待しています。しかも、ある時点における患者さんへの有効な介入として何が最適であるのかを示すことができるとも考えています。

表1 慢性期意識障害の評価項目

①認知能力を含む高次脳機能を評価する方法で、とくに意識障害の影響を如実に反映するもの（WAIS-R、MMSE、改訂長谷川式簡易知識評価スケール、RCPM、SLTA、WAB失語症検査、トークンテスト）

②社会性行動障害の評価方法でやはり意識障害によって引き起こされた異常を検出できるもの（WMS-Ⅲ、三宅式記銘検査、ベントン視覚記銘検査、WCST、かなひろいテスト）

③頭部画像診断結果および電気生理学的な検査結果（MRI、CT、SPECT、PET、体性感覚誘発電位〈SEP〉、聴性脳幹反応〈ABR〉や、とくに意識障害の予後の推定に有益なものをすべて含む）

④看護介入、リハビリ介入、薬物介入、既存の治療法の介入が、どのように①、②に影響したかの分析をすること。

表2 慢性期意識障害の重症度分類（案）（日本意識障害学会）

レベル0	完全な意思疎通が可能で、正常なコミュニケーションが得られている。
レベルⅠa	複雑な事柄に関して意思疎通が可能である証拠が得られている〔複雑な事柄：集団（3人以上の）会話、テレビ・新聞の話題、ドラマの筋・冗談、宗教および金銭に関することなどを示す〕。
レベルⅠb	わずかでも言語を理解し、あるいは動作で意思疎通をすることができる以上のレベルだが、Ⅰaのレベルまでは達していない。この場合の意思疎通は言語表現の手段は問わない（言語表現の手段：気管切開中であっても口の動きが問いかけに合っている、あるいは指さしなどの動作によるコミュニケーション、表情によるコミュニケーション、さらにコミュニケーションエイドの使用などを含む）。
レベルⅡ	言語による意志疎通を図ることはできないが、外的刺激に対してその刺激の方向への反応がみられる（刺激の方向への反応：追視、合目的動作および表情の変化。なお「表情の変化」には痛みや不快刺激に対する表情の変化は含めない）。
レベルⅢ	外的刺激に対し刺激の方向への反応がみられない。単純な開閉眼、四肢・体幹の逃避的屈曲、咳き込み、呼吸の変化、頭部の不随意運動、筋収縮および反射的な動きなどは刺激の方向への反応とはしない。

注）レベルⅠaとは、社会的な監視が大なり小なり必要となる。レベルbとは、社会行動上介助が大なり小なり必要となる。レベルⅡおよびレベルⅢは全面的な介助が必要となる。

　この評価法の策定のために小委員会が学会内で組織されており、大筋としては、次のような方向性であると考えています。

3…慢性期意識障害評価法から得られること

　現時点での大まかな患者さんの評価体系は、表2のように考えています。

　このような意味合いから、軽症から中等症意識障害の評価方法と重症意識障害では評価軸が異なり、2つの評価体系ができあがるものと考えています。単純に表現すると、前者は、「MMSEなどの高次脳機能評価＋日常生活活動の能力（FIMなど）で評価できるような比較的軽症な患者さんの集まり」であり、後者は「NASVA（自動車事故対策機構）スコア＋状態スコア・反応スコア（意識障害の治療研究会，1997）[1] が主体となるような中等度から重症の患者さんの集まり」であることを念頭に置いています。

　そこに前述したような肉付けを行って分析しつつ、その結果をもとにして、医療従事者がより簡便に使えるスコアリング方法の策定ができればよいと考えています。軽症意識障害においては、高次脳機能障害の評価が主体となることから学問的には多少問題がありますが、認知症およびその準備状態の患者さんへのアプローチとしても有効な評価法となる可能性があります。

　いずれにしても、その程度に差があっても、遷延性意識障害や高次脳機能障害に立ち向かっている患者さんおよび家族が、未来への希望がもてるように予後予測ができることに大いなる期待をしています。

引用・参考文献

1) 松居徹ほか. 慢性期重症意識障害に対する脳脊髄電気刺激療法の現況. 脳神経外科ジャーナル. 7, 1998, 14-23.

（松居 徹／近藤 和泉／大沢 愛子／前島 伸一郎）

Q&A…3 パーキンソン病などの難病で、iPS細胞移植をはじめとする再生医療の治療効果が期待されていますが、遷延性意識障害に対する再生医療研究の現状と今後の展望を教えてください。

遷延性意識障害は、難病がもたらす終末期症状のうちの一つで、現代医学をもってしても最も治療の難しい病態であるといえますが、その治療に**再生医療技術**を応用したいところです。意識障害の直接原因は、脳幹部の網様体賦活系という部分へのダメージによりますが、病因別に再生医療による治療の可能性を考えてみました。

- **原因①**…外傷などの衝撃による物理的損傷や頭蓋内出血や脳浮腫による圧迫が脳幹部に及ぶ場合
- **原因②**…出産時のトラブル、火災などの事故、脳血管障害や絞首などにより脳幹部が血流不全や低酸素に陥る場合
- **原因③**…統合失調症、認知症などの精神神経疾患の増悪により脳幹部に影響が出た場合

再生医療による治療技術の基本は、**iPS細胞**や**ES細胞**とよばれる**万能幹細胞**を使って新たな細胞や組織を作り直す、または、身体の中のいろいろな組織に存在する**体性幹細胞**が産生する有益な**液性因子**によって組織を再構築させようとするものです。そのような観点から、再生医療による治療法の可能性を考えると、原因①のように、意識障害の原因が明らかで脳幹自体にあまり損傷がない場合は、その原因を少しでも早く取り除くことが有効ですが、治療のタイミングが遅れるなどして脳幹自体に傷害が生じる原因②のような場合には、幹細胞を脳神経細胞に分化誘導したものを脳に移植することで治療効果が期待できるかもしれません。一方、原因③のような精神神経疾患の場合、最近の知見では、脳の慢性炎症が原因であることがわかってきているので、体性幹細胞を移植することで、それらがもつ抗炎症効果が治療に有効である可能性があります。

再生医療では**幹細胞**が主役で、細胞を薬と同じように用います。異なる点として、薬は病気が起こる原因となる生体反応の中のある特定の限られた部分にしか作用せず、効果の持続時間も短いために反復して投与しなければならないのに対して、細胞の場合、とくに**自家移植**（自分の身体に存在する幹細胞を取り出して自分の病気に使うこと）では、一定の期間身体の中にとどまって治療効果のある複数の液性因子を放出することが利点としてあげられます。このように、再生医療の研究がさらに進めば、近い将来、遷延性意識障害も**幹細胞移植**で治せる日が来るかもしれません。

(伊井 正明)

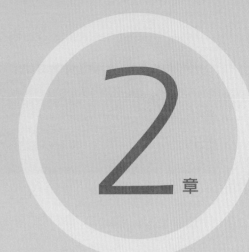

遷延性意識障害患者および家族を取りまく社会環境

国の施策としての在宅医療制度と医療的ケア

　わが国の65歳以上の人口は平成30年現在で3,000万人を超え、国民4人に1人の割合です。高齢化がさらに進めば、必然的に医療や介護の需要は増し、とくに団塊の世代が75歳となる2025年以降は、さらに需要が高まることが予想されます。

　そこで厚生労働省は、平成26年に「地域における医療及び介護を総合的に確保するための基本的な方針（総合確保方針）」を策定し、国民に医療や介護が必要になった際には、「できる限り住み慣れた地域で安心して生活を継続し、人生の最期を迎えることができる環境を整備し、切れ目のない医療及び介護提供体制の構築を目指していく」という方針を立てました。つまり、地域によって人口やサービスを行う事業所の数など状況が変わってくるため、地域ごとにその特徴を踏まえた施策を行うように指示を出したのです[1]。

1 在宅医療の体制

　在宅医療は、多職種間で連携を図りつつ、在宅療養支援診療所や在宅療養支援病院など、「24時間体制で在宅医療を支援する」体制の整備が必要です（図1）。

　また、厚生労働省は「団塊の世代が75歳以上となる2025年を展望すれば、病床の機能分化・連携、在宅医療・介護の推進、医療・介護従事者の確保・勤務環境の改善等、"効率的かつ質の高い医療提供体制の構築"と"地域包括ケアシステムの構築"が急務の課題である」と示し、消費税の増収分を活用した**地域医療介護総合確保基金**を各都道府県に設置し、作成した都道府県計画に基づいて事業を実施していくこととなります。

2 効率的かつ質の高い医療提供体制の構築（地域医療構想）

　一般病床といっても、それぞれの地域性や病院の診療科等の特性もあり、急性期の治療実績が多い病院、リハビリテーションに多く取り組んでいる病院、慢性期の療養的ケアを重点的に行っている病院など差異が生じています。そこで、わが国は平成26年に**病床機能報告制度**をもとに、病床を高度急性期機能、急性期機能、回復期機能、慢性期機能の4機能ごとに推計することで、より細かく病床の機能を分化するように進めています。遷延性意識障害の患者さんおよび家族にとくに関係する内容は回復期機能と慢性期機能です[1]。

1…回復期病床の充実に向けた取り組み（急性期からの病床転換等）

　「医療・介護情報の活用による改革の推進に関する専門調査会 第1次報告」において、2025

図1 在宅医療の体制

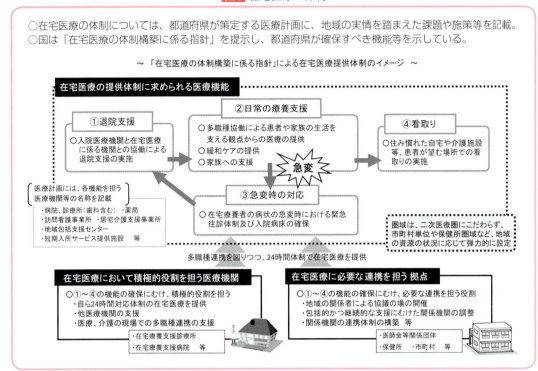

(在宅医療の体制について. 第1回全国在宅医療会議参考資料2：在宅医療の現状. 厚生労働省, 2016, 2.)
(http://www.mhlw.go.jp/file/05-Shingikai-10801000-Iseikyoku-Soumuka/0000129546.pdf)

年の医療機能別必要病床数の中で回復期病床は37.5万床という目標値を設定していますが、平成26年では10.9万床と大きく不足しています。リハビリテーションや在宅復帰に向けた医療としての回復期病床の役割は大きく、病床転換の際に必要な施設・設備の整備は、地域医療介護総合確保基金により補助を行っています。しかし、回復期病床へ転換するためには、リハビリ関係職種や看護師の確保などを進めていく必要があり、医療従事者の需給を見直す必要があります。

2…慢性期病床の確保と在宅医療における医療・介護サービスの確保

厚生労働省は、慢性期病床の機能を「長期にわたり療養が必要な重度の障害者（重度の意識障害者を含む）、筋ジストロフィー患者または難病患者等を入院させる機能」としており、**地域医療構想**により「慢性期の医療・介護ニーズに対応していくため、全ての方がその状態に応じて適切な場所で適切な医療・介護を受けられるよう、必要な慢性期の病床の確保とともに、在宅医療や介護施設、高齢者住宅を含めた医療・介護サービスの確保が必要」と示しており、重度のしょうがい者にとって必要な慢性期病床の確保や在宅医療での適切なサービスの確保が期待されます。

平成30年度から始まる第7次医療計画および第7期介護保険事業計画には、必要なサービ

ス見込み量を記載し、地域医療介護総合確保基金を「在宅医療の推進に関する事業」「介護施設等の整備に関する事業」に活用し、計画的・整合的に確保する予定になっています。

3 地域包括ケアシステムの構築

在宅医療におけるわが国の施策のもう一つが、**地域包括ケアシステムの構築**です（図2）。

わが国は、遷延性意識障害など、重度な障害を呈する状態であっても、できる限り住み慣れた地域で療養することができるように在宅医療を推進しています。そのために、医療と介護の一体的な体制や多職種連携の強化を目指しています。

高齢化の進展状況には大きな地域差があるため、市町村や都道府県が、地域の自主性や主体性に基づき、地域の特性に応じて地域包括ケアシステムを作り上げていくことが必要になります。近くの自治体や地域包括ケアシステムの中核的役割を担っている**地域包括支援センター**（地域の高齢者の総合相談、権利擁護や地域の支援体制づくり、介護予防の必要な援助などを行い、高齢者の保健医療の向上および福祉の増進を包括的に支援することを目的とし、地域包括ケア実現に向けた中核的な機関として市町村が設置）などで確認してみてください。

図2 地域包括ケアシステム

○団塊の世代が75歳以上となる2025年を目途に、重度な要介護状態となっても住み慣れた地域で自分らしい暮らしを人生の最後まで続けることができるよう、住まい・医療・介護・予防・生活支援が一体的に提供される地域包括ケアシステムの構築を実現していきます。
○今後、認知症高齢者の増加が見込まれることから、認知症高齢者の地域での生活を支えるためにも、地域包括ケアシステムの構築が重要です。
○人口が横ばいで75歳以上人口が急増する大都市部、75歳以上人口の増加は緩やかだが人口は減少する町村部等、高齢化の進展状況には大きな地域差が生じています。地域包括ケアシステムは、保険者である市町村や都道府県が、地域の自主性や主体性に基づき、地域の特性に応じて作り上げていくことが必要です。

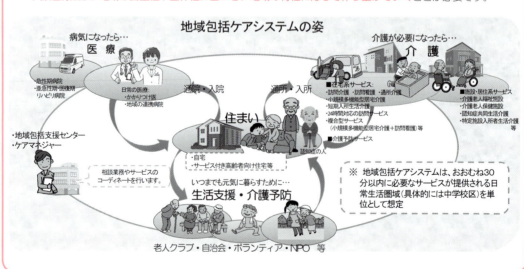

（厚生労働省ホームページ）（http://www.mhlw.go.jp/stf/seisakunitsuite/bunya/hukushi_kaigo/kaigo_koureisha/chiiki-houkatsu/）

医療経済からみた在宅医療と医療的ケア

1 医療経済からみた在宅医療

1…増加傾向にある訪問診療を受ける患者

　厚生労働省の社会医療診療行為別調査によると、平成18年の訪問診療（患者さん宅に定期的に訪問する診療）の198,166件／月に対して、平成26年では645,992件／月と大幅に増加しています。一方、往診（患者さんの要請に応じ、そのつど訪問する診療）は平成18年で135,781件／月に対して、平成26年では137,701件／月と、ほぼ横ばいになっています。また、訪問診療を受ける患者さんの年齢階級別の構成比をみると、平成26年における75歳以上の高齢者は全体の89％と大半を占めています。しかし、割合は低いものの0歳～4歳において平成20年では0件／月でしたが、平成26年では448件／月と増加しており、小児領域においても、在宅医療の必要性が高まっています[2]。

2…在宅サービスの実施状況

　厚生労働省の平成26年度医療施設調査によると、平成26年9月中の在宅医療サービスの実施状況は、病院における医療保険等による在宅サービスは5,305施設（病院全体の62.5％）、介護保険による在宅サービスは2,531施設（29.8％）となっています。また、診療所では、医療保険等による在宅サービスは38,478施設（診療所全体の38.3％）、介護保険による在宅医療サービスは10,293施設（10.2％）となっています。なお、歯科診療所では在宅医療サービスは14,069施設（歯科診療所全体の20.5％）となっています。

3…在宅サービスにおける診療所の役割

　厚生労働省の平成26年医療施設調査によると、訪問診療の実施主体別の実施件構成比は診療所が948,728件（88.5％）、病院が123,557件（11.5％）となっており、「在宅看取り」の実施主体別の実施件構成比は診療所が8,167件（90.8％）、病院が829件（9.2％）となっています。在宅医療における診療所の重要性がわかります。

　在宅医療サービスを実施する診療所は、訪問診療を行う診療所のうち、在宅療養支援診療所が10,702施設と全体の52％を占めています。また、往診は在宅療養支援診療所が9,289施設と全体の40％を占めています。以上のことから、在宅療養支援診療所ではない相当数の診療所も在宅医療サービスを提供していることがわかります（図3）。

図3 在宅医療サービスを実施する診療所の属性

○在宅医療サービス（訪問診療、往診、在宅看取り）を実施する診療所の施設数をみると、在宅療養支援診療所（在支診）ではないが、在宅医療サービスを提供する一般診療所が相当数ある。
○在宅療養支援診療所であっても、全ての在宅医療サービスを実施しているとは限らない。

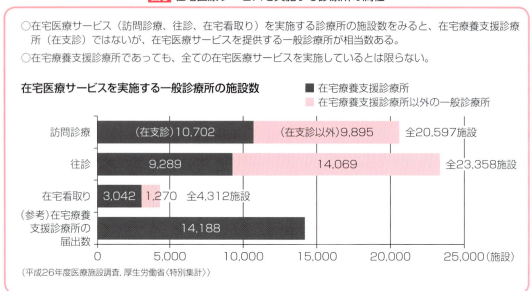

（平成26年度医療施設調査，厚生労働省〈特別集計〉）

（在宅医療サービスを実施する診療所の属性．中央社会保険医療協議会 総会（第349回）議事次第：在宅医療（その2）について．厚生労働省，2017，17．）
(http://www.mhlw.go.jp/file/05-Shingikai-12404000-Hokenkyoku-Iryouka/0000161550.pdf)

図4 在宅で行われる医療処置の動向

○人工呼吸器や中心静脈栄養など特別な処置が必要な在宅医療患者は、徐々に増加。
○年齢階級別でみると、特に小児について、在宅人工呼吸、経管栄養など特別な処置が必要な患者の占める割合が高い。

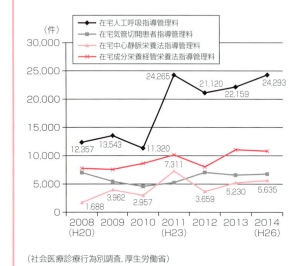

（社会医療診療行為別調査，厚生労働省）

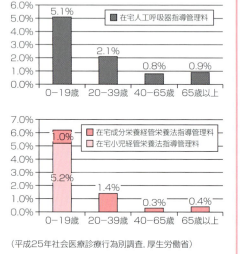

（平成25年社会医療診療行為別調査，厚生労働省）

（在宅医療の体制について．第1回全国在宅医療会議参考資料2：在宅医療の現状．厚生労働省，2016，10．）
(http://www.mhlw.go.jp/file/05-Shingikai-10801000-Iseikyoku-Soumuka/0000129546.pdf)

2 医療経済からみた医療的ケア

　厚生労働省の社会医療診療行為別調査によると、在宅人工呼吸指導管理料の算定は、平成20年の12,357件に対して、平成26年は24,294件にまで増加しており、在宅中心静脈栄養法指導管理料は平成20年の1,688件に対して、平成26年は5,635件に増加しています。人工呼吸器や中心静脈栄養などの在宅医療を受ける患者さんの数は、徐々に増加している傾向にあります。（図4）

　また、平成25年社会医療診療行為別調査（厚生労働省）によると、在宅医療における医療処置の実施状況を年齢階級別にみると、0歳〜19歳までの患者さんでは、在宅人工呼吸や在宅経管栄養等の医療的ケアが必要となる割合が高いようです（図5）。

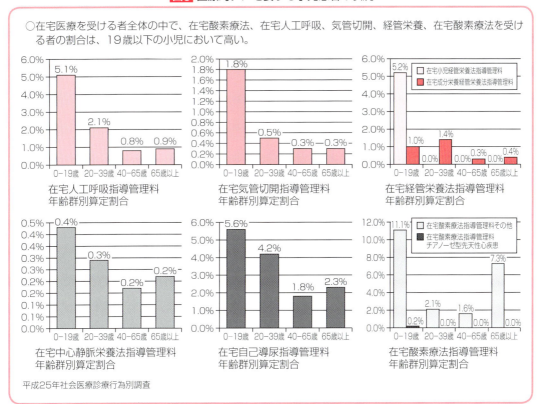

図5 医療的ケアを要する小児患者の状況

（医療的ケアを要する小児患者の状況．平成26年度 小児等在宅医療連携拠点事業．厚生労働省，2014，19．）
(http://www.mhlw.go.jp/file/06-Seisakujouhou-10800000-Iseikyoku/0000071084.pdf)

3 遷延性意識障害患者の在宅医療と医療的ケアにおける医療法上の問題点

1 医師以外の医療行為

　医師法第17条には、「医師でなければ、医業をなしてはならない」また「第17条の規定に違反したものは、3年以下の懲役若しくは100万円以下の罰金に処し、又はこれを併科する（第31条）」とあります。厚生労働省の「看護師が行う診療の補助について（資料3）」によると、医師法第17条に規定する「医業」とは、「当該行為を行うに当たり、医師の医学的判断及び技術をもってするのでなければ人体に危害を及ぼし、又は危害を及ぼすおそれのある行為（医行為）を、反復継続する意思をもって行うことである」と記されています。

　そのため、在宅医療における現場では、法的解釈に注意しつつケアを継続する必要があり、わが国も「原則医行為ではないと考えられる16項目（平成17年7月厚生労働省通知）」により、医療行為と非医療行為の分別や、法改正を通じて一定の条件下での介護職員などへの医療的ケアの容認を行っています。

2 喀痰吸引等（喀痰吸引および経管栄養）介護職員等による医療的ケアの注意点

　これまで介護職員による痰の吸引は、当面のやむを得ない措置として一定の要件のもと行われる**実質的違法性阻却**とみなされてきましたが、平成24年4月に「社会福祉士及び介護福祉士法」が一部改正され、介護福祉士および一定の研修を受けた介護職員（認定特定行為業務従事者）等において、一定の条件のもとで「痰の吸引等」の行為が実施できることとなりました。「痰の吸引等」の実施の際には「医療や看護との連携による安全確保」が必要であり、その条件が整ったサービス提供体制が整備される必要があります。

　今回の制度改正で対象となる範囲は、喀痰吸引（口腔内、鼻腔内、気管カニューレ内部）、および経管栄養（胃ろうまたは腸ろう、経鼻経管栄養）です。しかし、この制度は「医療や看護との連携による安全確保が図られていることなど」とあり、実施する際には一定の条件のもとでのみ可能となる点に注意が必要です。

　具体的には、「①喀痰吸引」については、咽頭の手前までを限度とすること。「②胃ろう又は腸ろうによる経管栄養の実施」の際には、胃ろう・腸ろうの状態に問題がないことの確認が必要です。「③経鼻経管栄養の実施」の際には、栄養チューブが正確に胃の中に挿入されていることの確認を医師または看護職員（保健師、助産師、看護師および准看護師）が行う必

図6 今回の法改正で実施可能となった医行為の範囲

○喀痰吸引（口腔内、鼻腔内、気管カニューレ内部）
○経管栄養（胃ろう又は腸ろう、経鼻経管栄養）

喀痰吸引その他の身体上又は精神上の障害があることにより日常生活を営むのに支障がある者が**日常生活を営むのに必要な行為であって、医師の指示の下に行われるもの**（厚生労働省令で定めるものに限る。）　【法：第2条第2項】

法第二条第二項の厚生労働省令で定める医師の指示の下に行われる行為は、次のとおりとする。
一　口腔内の喀痰吸引
二　鼻腔内の喀痰吸引
三　気管カニューレ内部の喀痰吸引
四　胃ろう又は腸ろうによる経管栄養
五　経鼻経管栄養
【省令：第1条】

【施行通知：第2-1（喀痰吸引等の範囲）】
○同条第1号及び第2号に規定する喀痰吸引については、**咽頭の手前までを限度とすること。**
○同条第4号の胃ろう又は腸ろうによる経管栄養の実施の際には、**胃ろう・腸ろうの状態に問題がないことの確認**を、
同条第5号の経鼻経管栄養の実施の際には、**栄養チューブが正確に胃の中に挿入されていることの確認を医師又は看護職員**（保健師、助産師、看護師及び准看護師をいう。以下同じ。）**が行うこと。**

（今回の法改正で実施可能となった医行為の範囲．喀痰吸引等制度について．厚生労働省）
(http://www.mhlw.go.jp/seisakunitsuite/bunya/hukushi_kaigo/seikatsuhogo/tannokyuuin/dl/1-1-2.pdf)

要があります（図6）。

引用・参考文献（2章共通）
1) 地域医療構想について（厚生労働省ホームページ）
   http://www.mhlw.go.jp/stf/seisakunitsuite/bunya/0000080850.html
2) 在宅医療を受ける患者の動向．第1回全国在宅医療会議参考資料2：在宅医療の現状．厚生労働省，2016，7．
   http://www.mhlw.go.jp/stf/shingi2/0000129538.html

（上田 孝／上田 正之／村山 知秀）

Q&A…④ 患者の予後や今後の治療法について、主治医以外の意見（セカンドオピニオン）も聞きたいのですがどのようにお願いしたらよいでしょうか？

　セカンドオピニオンを聞くことのいちばんのメリットは、現在行われている治療や今後の治療方針についての理解が深まり、患者さん・ご家族が納得して治療を受けられることです。意見を求めた先生から的確なセカンドオピニオンを得るには、これまでの治療経過や検査結果を含めた**診療情報提供書（紹介状）**が必要です。そのためには主治医に「セカンドオピニオンを聞きに行く」ことを伝えて紹介状を作成してもらわなければなりません。ただ、お世話になっている主治医へ「ほかの先生の意見を聞いてみたいのですが」と伝えることは「すごく失礼なこと」と考える患者さんや家族がおられることは当然と思います。しかし、そもそもセカンドオピニオンを求めることは患者さん・家族の当然の権利ですし、欧米では病状説明を行った医師が、説明の最後にセカンドオピニオンを聞きに行くかどうかを問いかけるのが一般的なようです。近年、日本でもセカンドオピニオンの意義は医師の間でも十分に理解、共有されつつあると思います。

　意識障害の患者さんの**在宅訪問診療**の依頼を受けてくれる先生がなかなか見つからないという現状から、ほかの先生の意見を聞きたいと告げることで、患者さん・家族と医療従事者の関係が悪化して、「親身に診てもらえなくなるのではないか」「この先生に見放されたら誰にも診てもらえなくなるのではないか」と考える家族も多いでしょう。ただ、治療方針や患者さんの予後についてセカンドオピニオンを聞きに行きたいと伝えるだけで機嫌を悪くしたり、紹介状の作成を断ったりするような主治医はセカンドオピニオンの意味を十分に理解していないばかりではなく、そもそも主治医として不適格である可能性があります。なぜならば、行っている治療の今後の方針や予後について患者さんや家族に十分に説明し、理解してもらうことも主治医の重要な役割の一つだからです。セカンドオピニオンを求めることは主治医やほかの医療従事者にとっても非常に意義深いことであるはずです。これらのことから、遠慮せずに積極的にセカンドオピニオンを聞きに行きたいと伝えるべきだと考えます。

（池田 直廉）

3章

在宅医療・在宅ケア開始に向けて

在宅医療と在宅ケアへ移行できる条件

　2025年には団塊の世代が75歳以上の後期高齢者になることから、4人に1人が後期高齢者という超高齢社会が到来します。将来、病床が不足しないようにするためには、病床を有効に活用していくことが必至です。

　急性期病院から退院して自宅に戻るまで、突然の病気や事故から急性期状態を脱した後は、リハビリテーションを主目的とした回復期病院、療護施設や訪問診療、訪問看護ステーションなどの医療資源を活用して、切れ目ない支援が受けられるように調整することが必要です。

1 在宅医療と在宅ケアへの移行時に家族の気持ちを確認する

　本来なら病気や症状が良くなり退院することは喜びですが、遷延性意識障害の患者さんの家族は「こんな状態で退院させられても」という不安な思いを抱えていることと思います。また、転院や退院して自宅に戻った後の生活がどのような状況になるのか、想像がつかないことも多いと思います。そのような場合は、自宅に退院して在宅医療や在宅ケアに移行する場合の相談先として、まずは看護師や**医療ソーシャルワーカー**に、不安な思いや精神的なつらさなど、率直な気持ちを伝えてみてください。専門職種が、さまざまな心配事について、家族の皆さんと一緒に考えながら解決へのサポートを考えていきます。

2 在宅医療と在宅ケアへのスムーズな移行

　患者さんが今の身体状態を維持するために必要な日常生活支援、医療処置やトラブルがあったときの相談窓口、介護力や家族の準備状況を確認して、それに応じて必要なサービスを受けるための準備などを障害者相談支援専門員や医療ソーシャルワーカーといっしょに考えて一つずつクリアしていけば、在宅医療や在宅ケアへの移行がスムーズに行いやすくなります。

3 患者の身体症状を家族と支援者で情報共有する

　現在、急性期病院に入院していれば、発症から今までの病状について医師から説明されていることと思います。しかし、在宅療養に移行してから、身体症状に変化が現れることがあるかもしれません。そのため入院中から、退院後に起こりうる症状の変化についての説明を受け、問題が起こった際の対処方法などを、**退院調整時**に家族の皆さまと専門職種（医療ソーシャルワーカー、看護師、介護支援相談員、障害者相談支援専門員など）で情報を共有して

いきましょう。

4 社会保障制度利用のための手続き

　社会保障制度とは、傷病や失業、労働災害、退職などの理由で生活が不安定になったときに生活を保障するための公的な仕組みです。これらの制度を使って、在宅ケアに移行する準備を始めましょう。

　身体障害者福祉法で定められた障害（視覚障害、平衡機能障害、肢体不自由など）を有する場合、住まいの地域の都道府県や市区町村の認定を受けると、**身体障害者手帳**が交付され、医療費の助成を受けられます。また、重度の障害であれば、重度心身障害者医療費助成制度の対象となり、医療費の自己負担が軽減されます。ほかにもさまざまな制度や支援があるので、具体的な内容については、医療ソーシャルワーカー、障害者相談支援専門員に相談するとよいでしょう。

5 退院に向けた具体的な準備

1…家屋の状況を専門職種に相談

　身体状況の変化によって、今まで使用していたベッドや車いすなどが使用できなくなると、自宅の改修工事が必要になることがあります。入院中から、家屋の状況を専門職種に相談して、玄関からの出入りが難しい場合などは改修工事の有無なども検討しながら、退院に向けた準備を行いましょう。

2…医療処置や介護方法の練習

　介護者は、おむつや寝衣の交換、歯磨きなどの日常生活に必要な介護方法、吸引など医療行為の手技の取得など、入院中から看護師の指導を受けて、退院に向けた準備を行いましょう。病院と同じ道具を在宅仕様にアレンジして使う方法などもあるので、なるべく簡便な方法を入院中に教えてもらうとよいでしょう。

6 退院前の退院調整会議

　退院前に**退院調整会議**を行います。多職種の関係者（入院時主治医、病棟看護師、在宅医療、在宅ケアに関わる医師と看護師、医療ソーシャルワーカー、ケアマネジャー、訪問介護士など）とともに、現状を踏まえて退院後の生活を想定し、退院が可能かどうかだけでなく、退院した場合のそれぞれの役割についての調整を行います。

（松下 寛代）

2 在宅医療と在宅ケアを円滑に行うための準備

1 在宅医療と在宅ケアの利点と欠点を理解する

1…在宅医療（表1）

在宅医療は病棟医療や外来医療と並ぶ医療で、退院後に継続的な医療を自宅で提供します。厚生労働省の平成26年度医療施設調査では、訪問診療を実施している一般診療所は20,597施設を超えています。また、在宅医療の場合でも、病院でなければできない検査、処置、治療が必要な際には、病院を受診することができます。

表1 在宅医療の利点と欠点

利 点	• 住み慣れた環境で療養できる。 • 家族や友人と過ごせる。 • 自由に過ごせる。
欠 点	• 家族の負担が大きい。 • 専門的な検査は不可能 • 緊急時の対応が遅くなることがある。

在宅医療に移行する際には、**療養者に必要な医療処置**（気管カニューレ、経鼻経管栄養カテーテル、胃ろう、膀胱内留置カテーテル、点滴など）への対応や24時間対応が可能な医療施設への受診対応の要請をおすすめします。入院中であれば、事前に主治医、医療ソーシャルワーカー、住まいの地域の在宅医療・介護連携支援センターに相談しながら進めましょう。

2…在宅ケア（表2）

住み慣れた自宅で家族から受ける支援は、療養者に回復力を与えることが多く、精神的安定をもたらします。医療施設と同じ療養環境は必要なく、療養者と家族に合わせた生活が送れるように制度やサービスを利用します。

表2 在宅ケアの利点と欠点

利 点	• 経済的な負担が少ない。 • 住み慣れた環境で介護できる。 • 細かいところまで目が行き届く。
欠 点	• 家族の負担が大きい。 • 家族が休息できる時間が少ない。 • 専門家が常にそばにいない。

訪問看護ステーションを利用して看護師に支援してもらうと、医師との連携、ケアや家族の負担、緊急時などの対応についても相談できます。また、訪問の回数や時間は、療養者や家族と話し合って決定することができるので、入院中に相談しておきましょう。

2 入院から在宅療養への流れ

療養者や家族が退院後も安心して生活していくために、退院に向けて準備することを**退院調整**といいます。医師、看護師、医療ソーシャルワーカーが院内外の専門職と連携しながら

進めていきます。遷延性意識障害の場合、急性期病院での治療の後、リハビリテーションを主目的とした回復期病院、療護施設などへ転院することが多いため、退院して自宅へ戻るまで一定の期間があります。

1…ケアに関する技術の習得と共有

家族や介護者は、入院中に、看護師から療養者へのケア方法を習得しておく必要があります（表3）。退院が決まってから一度に習得することは難しいので、看護師と相談しながら無理がないように進めていきましょう。

2…外　泊

主治医の許可があれば、入院中でも数日自宅に帰って過ごすことができます。入院中2回までは、外泊中に訪問看護を利用できるので、家族の長期連休時などに経験しておくと退院後の生活がよりイメージできます。

3…退院前カンファレンス

退院1～2カ月前になると、病院の医師、看護師、理学療法士、作業療法士、医療ソーシャルワーカー、自宅で支援を行うケアマネジャー（介護支援専門員）、相談支援専門員、訪問リハビリ・訪問看護ステーション・福祉用具事業所の職員などが自宅を訪問し、住宅環境、福祉用具の配置場所の検討や選定、療養生活の実践の確認を行います。退院1～2週間前には、家族、病院チーム、在宅チームがそろい、治療、看護、リハビリなどの経過や退院後の生活目標について、意見交換や情報共有を行い、新たな生活に移行できるように話し合います。

身体障害者手帳の新規申請、障害支援区分申請や、病気の原因が交通事故の場合には独立

表3 退院までに準備・習得したいケア項目と内容

経鼻栄養	• 準備から実施　　　　　　• 必要物品の準備と管理
ミキサー食	• 作り方　　　　　　　　　• ミキサー準備 • 食事介助実施
喀痰吸引	• 吸引器準備　　　　　　　• カニューレ内筒洗浄 • 吸引実施
排泄介助	• 便所使用の場合：手すりの設置 • ベッドの場合：紙おむつ、おしり拭き準備 • 各介助方法指導
体位変換	• ベッド・マットレスの準備と設置場所の決定 • 体位変換実施
移乗介助	• 車いすの準備　　　　　　• 必要時スロープの設置 • ベッドから車いす、車いすから車への移乗介助
身体ケア	• 陰部洗浄、入浴介助実施 • 口腔ケア、気切ガーゼ交換、経鼻カテーテル固定方法
状態変化等	• 発熱、嘔吐、褥瘡などの合併症予防 • 転倒、抜去などの事故発生時の対応

図1 1週間の予定表の例

	月	火	水	木	金	土	日
7:00							
8:00	経鼻栄養	経鼻栄養	経鼻栄養	経鼻栄養	経鼻栄養	経鼻栄養	経鼻栄養
9:00							
10:00		訪問診療					
11:00							
12:00	ミキサー食	ミキサー食	ミキサー食	ミキサー食	ミキサー食	ミキサー食	ミキサー食
13:00	訪問入浴	外来リハ	訪問看護	訪問リハ	外来リハ		
14:00		居宅介護	音楽療法		居宅介護		
15:00							レクリエーション
16:00							
17:00							
18:00	経鼻栄養	経鼻栄養	経鼻栄養	経鼻栄養	経鼻栄養	経鼻栄養	経鼻栄養
19:00							

□ 家族
■ 医療機関
■ 障害サービス
■ 民間施設

※喀痰吸引・体位交換・排泄介助は適宜家族が実施
※必要時に短期入所・居宅介護（移動支援）
※レクリエーションはボッチャ（重度脳性麻痺者もしくは同程度の四肢重度機能障害者のために考案されたスポーツ）を実施

行政法人自動車事故対策機構（NASVA）などに退院後にサービスが利用できるように手続きを進めます。しかし、**社会保障制度の原則**である**保険優先**の考え方から、**障害福祉サービス**に相当する**介護保険サービス**が利用可能な場合は、原則介護保険サービスが優先されます。

退院前調整会議の時期には、療養者や家族の「送りたい生活像」を描いて、在宅療養がよりイメージできるように、家族で実践するもの、社会資源・サービスを利用するものを合わせて週間予定表を作成してみましょう（図1）。

3 利用できる社会資源

社会資源とは、生活するうえでニーズを充足するために用いられる制度、機関、組織、施設、資金、物品、さらに個人や集団が有する技術、知識、情報などです。

社会資源全般に関する情報は、厚生労働省のホームページ（http://www.mhlw.go.jp/stf/seisakunitsuite/bunya/hukushi_kaigo/shougaishahukushi/index.html）、WAM NET（http://www.wam.go.jp/content/wamnet/pcpub/top/）などを活用するとよいでしょう。

地域で利用する社会資源は、医療ソーシャルワーカー、市町村の制度担当窓口、ケアマネジャー（介護支援専門員）、相談支援専門員から情報を得たり相談したりすることもできます。また、社会資源の種類は膨大ですが、供給主体からみた分類は、フォーマルとインフォーマルの2つに分けることができます（表4）。

社会資源の例をあげます（図2）。利用する社会資源は一人ひとり違いますが、就業や兄弟

表4 社会資源の供給主体からみた分類

社会資源の分類	分野	特徴
フォーマル	行政、企業、医療、福祉、地域団体や組織など	公的、安定供給、柔軟性に欠ける。
インフォーマル	家族、ボランティア、友人、近隣など	私的、不安定、柔軟性がある。

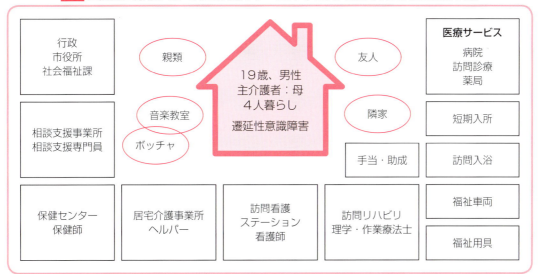

図2 退院後に利用している社会資源やサービス（くらしを支える主な社会資源の例）

など家庭の状況に合わせ、余裕をもって考えていきましょう。急な事態やレスパイトで利用できる短期入所も検討しておくと安心です。

4 在宅医療と在宅ケアにおける地域連携

　療養者と家族の自宅での生活には、病院や施設と同様に**多職種連携**を行い、保険、医療、福祉の各専門職が生活を支えています。それぞれの専門職の強みが生かせるように情報を共有しながら、自宅での生活が維持、向上できるように必要な専門職が関わっています。

　在宅療養を支える主な専門職は、医師、歯科医師、保健師、看護師、理学療法士、作業療法士、言語聴覚士、ケアマネジャー、相談支援専門員、介護福祉士、訪問介護員、社会福祉士、医療ソーシャルワーカー、管理栄養士、歯科衛生士などがあります。

　自宅の生活で心配なこと、負担が大きくなっていること、試みてみたいこと、身体症状のことなど、ささいなことでも専門職に伝えましょう。どの専門職に何を伝えたらよいかわからないときは、ケアマネジャー、相談支援専門員に相談しましょう。

（小島 菜保子）

4章

遷延性意識障害患者の在宅医療・在宅ケアの実際

呼吸管理（在宅酸素療法および呼吸器管理）

1 背景

　病院から在宅医療への移行には、在宅医療が推進されていること、急性期治療が終了すれば病院での医療継続が困難であること、家族の「身近で介護したい」という希望によることなどのさまざまな理由があります。

　日本呼吸ケア・リハビリテーション学会に相当する米国呼吸療法学会（AARC）では、在宅呼吸ケアを「医学的監視下で個人的に教育、トレーニングされた専門医療職が援助して在宅で治療を実施することである。その目標は患者さんのQOLを高め、個人の活動限界の中で活動性を向上させていくことである」と提唱しているとおり[1]、酸素投与が必要な状態や人工呼吸器が装着されている状態では、介護にも専門的知識が必要とされています。

　在宅での呼吸管理を行う際には、その知識を学んだうえで行わなければならないため、家族が病院から指導を受けたり、訪問看護のサポートを受けたりする必要があります。**在宅人工呼吸療法**もすぐに始められるものではなく、ステップを踏んで準備を行ってから、治療を開始します（図1）。

　また、**在宅で使用する人工呼吸器**は、病院で装着されている人工呼吸器とは異なります。主に在宅で使用されている人工呼吸器を次に示します（図2）。

図1 在宅人工呼吸療法導入の流れについて

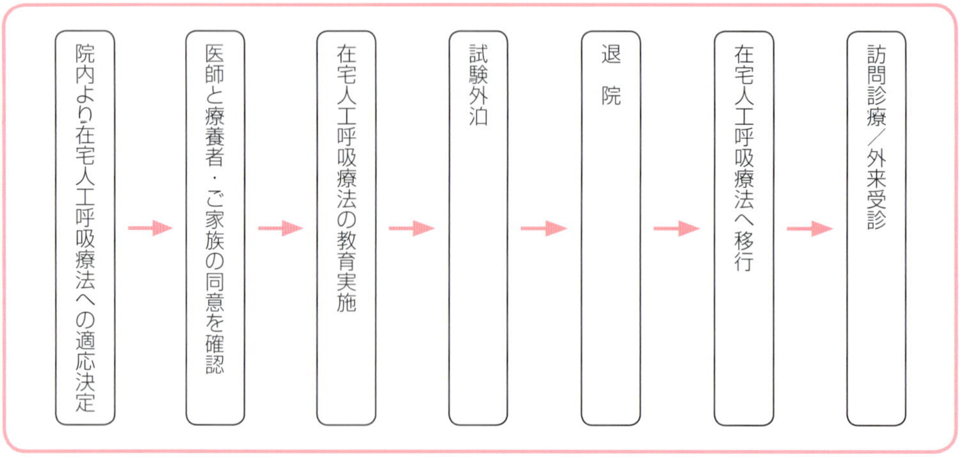

院内より在宅人工呼吸療法への適応決定 → 医師と療養者・ご家族の同意を確認 → 在宅人工呼吸療法の教育実施 → 試験外泊 → 退院 → 在宅人工呼吸療法へ移行 → 訪問診療／外来受診

（フクダ電子株式会社のホームページより）
（http://www.fukuda.co.jp/medical/inhome_medical/service/hmv.html）

図2 在宅で使用できる呼吸器一覧

商品名	NIPネーザルV-E (タイプ名)	Vivo40	トリロジー100 Plus
日本代理店	帝人ファーマ	チェスト	フィリップス・レスピロニクス
外 観			
換気モード	NPPV	TPPV、NPPV	TPPV、NPPV
サイズ	170×230×120 mm (W×D×H)	190×223×243 mm (W×D×H)	167×285×235 mm (L×W×H)
重 量	2.1 kg	4.0 kg	約5.0 kg (バッテリー含む)

(画像提供：帝人ファーマ株式会社、チェスト株式会社、フィリップス・レスピロニクス合同会社)

2 対 象

　遷延性意識障害の患者さんは、病院での急性期治療として人工呼吸器を装着することが多々あります。医師は、急性期治療を終えて全身状態が安定したときに、医師による呼吸を含めた全身の再評価が行われた後、今後の治療方針などを医師と家族とで話し合い、可能であれば在宅医療へ移行することとなります。その時点で、酸素投与および呼吸のサポートが必要となった場合、在宅呼吸サポートの対象となります。重症度によって状況はさまざまで、中には酸素投与や呼吸のサポートが必要でない場合もあります。

　酸素療法が必要な場合として、患者さん自身は呼吸がしっかりできるものの、肺炎などの呼吸器疾患を合併している状態や、心不全による胸水貯留など、低酸素血症をきたしている状態があります。また、長期間の寝たきり状態など、呼吸筋の筋力低下によって呼吸を行う力が弱い場合や、意識状態が悪く痰を自分で喀出できない状態は、人工呼吸器でのサポートが必要になります。

3 方 法

　呼吸管理を大きく分けると、非侵襲的管理（気管チューブを挿入しない）と侵襲的管理（気管チューブを挿入する）の2つになります。さらに非侵襲的管理は、酸素を投与する**酸素療法**と陽圧をかける**非侵襲的陽圧換気法**（**NPPV**）の2つに分けることができます。ここでは、これらの方法について説明します。

1…酸素療法

　酸素療法には、鼻に装着する経鼻カニューレと、口にマスクを装着する酸素マスクがあります。一般的に、酸素を投与する量が少ない場合は経鼻カニューレを、量が多い場合は酸素マスクを使用します。在宅で使用する酸素は、病院で使用する酸素と違い、室内の空気を取り込んで窒素を取り除き、酸素を濃縮して供給する酸素濃縮装置を用います。

2…非侵襲的陽圧換気法（NPPV）

　非侵襲的陽圧換気法（NPPV）は、患者さんに気管チューブを挿入することなくマスクを介して換気できる方法で、慢性呼吸不全での導入数は近年増加しています。しかし、NPPVは、自分で痰を喀出できることが前提となるため、遷延性意識障害の患者さんにNPPVが単独で使用されることは少なく、後述するように、気管切開を行った状態での使用が一般的です[2]。

3…侵襲的陽圧換気法

　侵襲的陽圧換気法は、一般的には、気管挿管や気管切開を行って直接気道を確保して換気する方法です。在宅で行う場合は、簡便かつ安全に痰が吸引できるため、**気管切開を行ったうえで呼吸器を装着する方法**（TPPV）を用います。自宅で使用する呼吸器の種類は多々あり、NPPVとTPPVの両方に使用できる機種もあります。どの機種でも、病院で使用しているものに比べ、安全かつ簡便に自宅で操作できるようにつくられています。

　呼吸状態の改善や意識の回復などにより、TPPV施行後に酸素療法やNPPVに変更することも可能です。その場合の多くは、**気管切開孔**の閉鎖をせずに、**気管切開チューブをレティナ®**に変更してキャップを装着することで、NPPVを実施することができます。

4　してはいけないこと、注意点

　重要なことは、患者さんへの酸素投与経路や呼吸経路を遮らないことです。酸素療法を行っている場合は、酸素のチューブを踏む、または家具など重いものの下に挟むことのないように注意が必要です。

　人工呼吸器を使用している場合は注意点がかなり多く、複雑に感じると思いますが、呼吸器に付属している各メーカーの取り扱い説明書はわかりやすく書いてありますし、書籍も少ないですが出版されています[3]~[5]ので、参考にするとよいでしょう。また、インターネットでも呼吸器についての情報を閲覧することができます。

　たとえば、大阪府のホームページには『在宅人工呼吸器ハンドブック』[6]を掲載されています。在宅で使用する医療機器は電源を必要とすることが多く、災害時や停電に備えて日頃からバッテリーや発電機のチェックおよび整備など日常の点検が必要ですが、『在宅人工呼吸器ハンドブック』には日常点検項目なども詳しく記載されています。

5 離脱の目安

　人工呼吸器が装着された状態から人工呼吸器を外して自発呼吸に戻すことを**ウイニング**といい、ウイニングできるかどうかは医師が判断します。患者さんの自発呼吸の回復、酸素投与の必要があった病態（肺炎など）の改善がみられた場合はウイニングを考慮します。

　ウイニングは、まず人工呼吸器の呼吸回数や一回換気量を減らして、自発呼吸が活発になる、かつ、血液中の酸素や二酸化炭素濃度が正常範囲内に維持できるかどうかをみます。これがクリアできれば、徐々に人工呼吸の補助を減らして人工呼吸器から離脱することも可能です。ただし、ウイニングは低酸素血症のような危険な状態になる可能性もあるので、十分に時間をかけて行う必要があります。

　人工呼吸器から離脱可能と判断した場合、自発呼吸がしっかりあれば、気管切開孔は残したまま酸素マスクを装着する酸素療法を行うことができます。また、患者さんへの呼吸サポートが少しでも必要であれば、前述したように、気管切開チューブをレティナ®に変更し、キャップを装着することでNPPVを行うことができます[7]。いずれにせよ、痰の量が増えたり、詰まったりする可能性を考慮して気管切開孔は残す必要がありますし、残したほうが安全です。

引用・参考文献

1) Spratt, G1. et al. Partnering for optimal respiratory home care: physicians working with respiratory therapists to optimally meet respiratory home care needs. Respir Care. 46(5), 2001, 475-88.
2) 日本呼吸器学会NPPVガイドライン作成委員会編. NPPV（非侵襲的陽圧換気療法）ガイドライン. 改訂第2版. 南江堂, 2015, 2-5.
http://fa.jrs.or.jp/guidelines/NPPVGL.pdf
3) 川口有美子ほか編. 在宅人工呼吸器ケア実践ガイドALS生活支援のための技術・制度・倫理. 医歯薬出版, 2016, 176p.
4) 川口有美子ほか編. 在宅人工呼吸器ポケットマニュアル暮らしと支援の実際. 医歯薬出版, 2009, 212p.
5) 水町真知子ほか. たんの吸引などをヘルパーさんにお願いするための手引き. NPO法人ALS／MNDサポートセンターさくら会, 14p.
6) 大阪府健康医療部薬務課. 在宅人工呼吸器ハンドブック. 第2版. 大阪府, 2016, 16p.
http://www.pref.osaka.lg.jp/yakumu/handbook/index.html（2018年1月閲覧）
7) 石原英樹. 在宅人工呼吸療法の現状と課題. Clinical Engineering. 22(10), 2011, 954-62.

（阿部 祐子）

1-2 呼吸管理（気管切開部の管理）

1 気管切開の目的

気管切開は、3つの状態を治療するために行います（表1）。これらの状態は、すべて**呼吸が保障されていない状態**です。人は、鼻や口から喉、気管、肺にかけて酸素を取り込んで、二酸化炭素を吐き出し、呼吸をしています。気管切開は、人が生きるために不可欠な呼吸をうまく行うための治療であるといえます。

表1 呼吸が保障されていない状態

①呼吸不全	2週間以上、人工呼吸器の力を借りて呼吸をしなければならない状態
②痰や唾液の貯留	自分で痰や唾液を出す力が不足している状態
③上気道（鼻や口から喉）の閉塞	炎症や何らかの腫れ物によって、空気の通り道に障害がある状態

2 管理の方法

気管切開を行った患者さんが、在宅で療養生活を安全に安心して過ごすための方法を、5つの予防の観点から次に説明します（図1）。

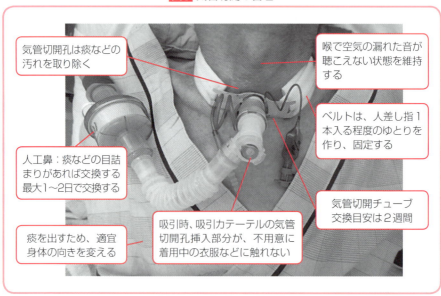

図1 気管切開の管理

- 気管切開孔は痰などの汚れを取り除く
- 喉で空気の漏れた音が聴こえない状態を維持する
- 人工鼻：痰などの目詰まりがあれば交換する 最大1〜2日で交換する
- ベルトは、人差し指1本入る程度のゆとりを作り、固定する
- 痰を出すため、適宜身体の向きを変える
- 吸引時、吸引カテーテルの気管切開孔挿入部分が、不用意に着用中の衣服などに触れない
- 気管切開チューブ交換目安は2週間

1…気管切開チューブ内の狭まりや塞がりの予防

　気管切開チューブ内の狭まりや塞がりの原因の大半は、痰や唾液であるため、多くの痰や唾液が気管切開チューブ内にたまる前に取り除かなければなりません。

　通常気管切開チューブからたまった痰や唾液を吸引するには、**吸引カテーテル**を用います。しかし、気管支は左右それぞれの肺に分かれた後、さらに細かく枝分かれをするため、吸引カテーテルのみで左右の奥の気管支にたまった痰や唾液を取り切ることは困難です。

　そこで、痰や唾液を日常的に気管の分岐点まで移動させるためのケアが必要になります。負荷をかけず、痰や唾液を吸引しやすい場所まで移動させるには、重力を利用し、身体を左右に動かすことが効果的です。具体的には、定期的に抱き枕やクッションをうまく活用して身体の向きを整えた後、吸引します。

　このようにしても、顔色が悪く、気管奥にあるゴロゴロとした痰や唾液を取り切れない場合は、家族のみで対処せず、早めにかかりつけ医・訪問看護師に協力を要請してください。

2…気管切開孔の感染予防

　鼻や口から空気を取り込む場合、鼻毛や唾液によって肺炎などの感染症の原因となる菌を体外へ排除することができますが、鼻や口を介さず気管切開孔から空気を取り込む場合、これらの菌が排除されずに直接肺に流れやすくなります。このため、**気管切開孔および気管切開チューブの取り扱いには、3つの注意点があります**（表2）。

表2 気管切開孔および気管切開チューブ取り扱いにおける注意

①気管切開孔からの吸引	滅菌された吸引カテーテルが、不用意に着用中の洋服などに触れないように吸引を行う。
②気管切開孔周囲の皮膚の管理	気管切開チューブ周囲から痰や唾液によって皮膚が汚染され、炎症・感染を起こすことがあるので、炎症を予防するには気管切開孔周囲の痰や唾液をきれいに拭き取り、ワセリンなどで皮膚を保護する。ガーゼが痰や唾液で汚れた場合はこまめに交換する。なお、気管切開孔の周囲が乾燥していれば、必ずしも気管切開孔周囲にガーゼをつける必要はない。
③気管切開チューブを固定する風船（カフ）の膨らみの確認	風船の膨らみが弱まっていると、「グーグー」と喉もとで空気の漏れた音がするため、喉もとでこのような音が聴かれた場合はすぐに吸引を行い、かかりつけ医と訪問看護師に訪問を依頼する（通常、適切に風船が膨らんでいないと肺に痰や唾液が流れる可能性があるため、風船の膨らみの確認を訪問看護師が行っている）。

3…気管切開チューブが自然に抜けないための予防

　気管切開チューブの固定の確認を行いましょう。気管切開チューブは、2つの方法で首周囲に固定されています。すなわち、ベルト（気切帯）を首に巻きつけて外から気管切開チューブを固定する方法と、気管内で気管切開チューブの外に付いている風船（カフ）を膨らまして固定する方法です。

　気管切開チューブ固定部観察のポイントは、ベルトについては人差し指1本程度の装着のゆとりと、紐タイプであれば紐の固結び、マジックテープタイプであればマジックテープ接面の

密着の確認です。風船の膨らみの確認は、喉もとで空気が漏れ出ている音が聴こえないことが目安になります。とくにベルトの目視は、気管切開チューブが自然に抜けないための簡便かつ有用な観察です。万が一、**気管切開チューブが抜けてしまった場合**は、吸引で気管孔の痰や唾液を取り除き、空気の通り道を確保したうえで、救急要請を行いましょう。

4…気管切開孔内の乾燥防止

痰や唾液の粘度を過度に高めないために、**気道の加湿**を行いましょう。気管切開孔の入り口を通る空気は、鼻や口を通る空気に比べて湿度が低く、痰や唾液は乾燥して気管内に硬くこびりつき、太い気管の空気の通り道をも狭めてしまう可能性があります。したがって、加湿はたいへん重要なケアの一つになります。

酸素吸入0〜5L／分、人工呼吸器であれば**人工鼻**における酸素吸入6L／分以上であれば**加湿器**を使用します。人工鼻を使用するときは、湿気によって目詰まりが起こるため、加湿のための水は使用せず、痰や唾液で汚れた場合は交換します。痰や唾液による汚れがなくとも1〜2日に1回の交換が望ましいと考えます。

5…気管切開チューブの破損防止

気管切開チューブの交換時期に明確な設定はありません。病院では、1〜2週間程度で交換されますが、ほかの患者さんと交わることのない在宅では感染する可能性が低いため、2週間に1回程度の交換でよいと考えます。

3 してはいけないこと

気管切開孔は空気の通り道です。異物の侵入防止のため、入浴などの際に、気管切開孔にラップなどの通気性の悪いテープを貼るなど、**気管切開孔の空気の通り道を塞ぐ行為**は、絶対に行ってはなりません。

4 気管切開閉鎖の目安

気管切開の目的で述べた3つの状態の改善が確認できたら、**気管切開閉鎖の目安**になります（表3）。この中で最も大切なことは、確実に呼吸が行えることです。随時、在宅での様子を観察し、患者さんの状態を考慮しながら、医師の判断のもと、気管切開孔の閉鎖に至ります。

表3 気管切開閉鎖の目安

状　態	気管切開閉鎖のために必要な能力
呼吸不全	• 人工呼吸器の力を借りず、自分で呼吸ができる。
痰や唾液の貯留	• 自分の唾液を飲み込める。 • 気管切開孔からの吸引が1日数回となる。 • 咳をする力がある。
上気道（鼻や口から喉）の閉塞	• 喉の痛みがなく、食事ができる。 • 気道を閉塞する異物が除去され、呼吸ができる。

引用・参考文献

1) 片山雪子. 気管切開チューブ単管式・複管式、カフの有無、特殊形状をどう使い分ける？. 呼吸器ケア. 14(3), 2016, 26-33.
2) 公益財団法人日本医療機能評価機構. 永久気管孔へのフィルムドレッシング材の貼付. 医療事故情報収集等事業 医療安全情報. No123, 2017.
   http://www.med-safe.jp/pdf/med-safe_123.pdf（2018年1月閲覧）
3) 和足孝之ほか. よくわかる！気管切開の大事なところ！. ナース専科. 36(2), 2016, 12-48.

（西原 望）

呼吸管理（肺炎予防援助）

1 肺炎とは

　肺炎とは、肺組織に炎症を起こした状態をいいます。2002年以降日本呼吸器学会が発表している医療・介護関連肺炎診療ガイドラインでは、在宅介護、老人保健施設や長期療養型病床などに入所中の要介護者を対象とした「医療・介護関連肺炎」で最も多いのが誤嚥性肺炎であるとしています[1]。

　遷延性意識障害の患者さんでは、意識障害により嚥下反射が起こりにくく、通常は食道に入る食物や胃内容物または唾液などが気道へ流れ込みやすくなるため、誤嚥性肺炎が起こりやすくなります。健常者では誤嚥をしても咳き込むことで誤嚥物を排出していますが、意識障害があると咳の反射が起こりにくくなります。このように、むせない誤嚥のことを不顕性誤嚥といいます。口腔内細菌が増殖して汚染された唾液を誤嚥し続け、そこに免疫力の低下が加わると、身体が細菌に抵抗できずに肺炎を発症します。

　ここでは誤嚥性肺炎を予防するために必要な口腔ケアの実践とポイントを紹介します。

2 肺炎の症状と観察のポイント

　肺炎の主症状は、高熱、咳、痰、呼吸困難などですが、誤嚥性肺炎の場合はこれらの症状すべてがはっきりとは出ないことがあります。また、遷延性意識障害の患者さんでは、介護者による観察力が重要です。**観察ポイント**は、いつもより覚醒の状態が悪かったり、体温の上昇、呼吸数の上昇、酸素飽和度の低下、頻脈などのバイタルサインの変化を確認したり、痰の吸引をしても咽頭から聞こえるゴロゴロとした音が治まらなかったりする場合などは、早めにかかりつけ医に相談しましょう。

3 肺炎予防の援助（口腔ケア）の実際

1…口腔ケアの必要性

　口腔内には100種類以上、1億個の細菌が常在します。これらの細菌は、歯や口腔粘膜の表面に付着して口腔内にとどまろうとします。健常者では、食事の摂取により唾液の分泌が促進されて口腔内の自浄作用が保たれていたり、口腔ケアにより細菌の増殖を予防したりして、常に清潔な状態になっています。しかし、人工呼吸器を装着して生活している患者さんの多

くは、口腔粘膜の新陳代謝が低下し、唾液の分泌機能も低下しているために細菌が付着して繁殖しやすい環境になっています。また、口腔内は健常者には通常存在しない細菌が検出されることもあります。そのため、口腔ケアを十分に行い、誤嚥性肺炎を予防する必要があります。

2…口腔ケアの方法

1）必要物品

歯ブラシ、歯間ブラシ、スポンジブラシ、舌ブラシ、口腔用保湿剤、開口保持器、吸引器、口腔用ウエットティッシュまたはガーゼ、コップ2つ（清潔用コップと汚染用のコップ）、洗口液、ペンライトなど

2）手 順

患者さんへの不用意な感染を減らすため、口腔ケアを行う介助者は手袋を装着します。

①口腔ケアの体位調整

誤嚥予防のための姿勢は、ギャッチアップ30度以上です。なぜなら、「気管が上、食道が下」という位置関係になり、咽頭の水が重力に従って食道へ流入し、気管に入りにくくなるためです。もう一つ重要なのは頸部が前屈していることです。頸部が後屈していると、咽頭と気管が一直線になり、誤嚥の危険性が高まります。頭部を高く保ち、頸部の位置をクッションなどで補正して誤嚥予防を図ります（図1）。

②口腔内の観察

口腔内の観察ポイントを次に示します（表1）。
また、OAG（oral assessment guide）やOHAT（oral health assessment tool）などの評価スケールは口腔内の状態評価に有用です。

図1 誤嚥の危険性が低減できる理想の姿勢

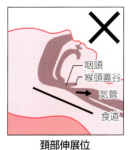

頸部伸展位
咽頭と気管が直線となり誤嚥しやすい

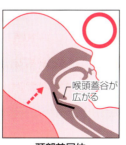

頸部前屈位
咽頭と気管に角度がついて誤嚥しにくい

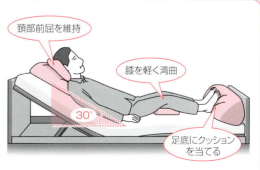

表1 口腔内の観察ポイント

部　位	観察項目	部　位	観察項目
歯	歯垢の有無、ぐらぐらしないか、虫歯の有無	口唇	出血、亀裂の有無、乾燥の有無
歯　茎	出血、腫脹の有無	舌	舌苔の有無
口腔粘膜	びらん、潰瘍の有無	口腔内乾燥	唾液の分泌の有無

③口唇と口腔内の加湿

　ブラッシングを行う前に、口角などの裂傷を予防するために口唇に**口腔用保湿剤**を塗布します。また、口腔内の汚染が強く固着、乾燥している場合は、汚染物を軟化させるために口腔内にも保湿剤を塗布します。また、口腔内が乾燥している状態では、口腔ケア用品の摩擦で粘膜を傷つける恐れがあります。保湿剤を塗布する方法は、手の甲に10円玉程度出して薄くのばして均一になるようにします。

④ブラッシング

　ブラッシングを行う際は磨き残しがないように、右の奥歯から左の奥歯へと一方向に磨きます。歯ブラシを鉛筆持ちして、桃の皮が破れない程度の強さで当てて1mm程度の幅で細かく動かすようにします。どれだけ十分に磨いてもブラッシングのみでは60％程度しか歯垢が除去できないといわれています。そこで、**歯間ブラシ**を使用するとさらに清掃効果が上がります。歯間ブラシは歯間が広い場合に適していますが、歯間が狭い場合は**糸ようじ**を使用します。

　舌には舌乳頭（ぜつにゅうとう）という細かい突起物がありますが、通常は食べ物を食べる際の摩擦により削り取られていくため、正常な色はピンク色です。しかし、口から食べていないと舌乳頭が伸びたまま白くなります。これを舌苔（ぜったい）といいます。舌苔は細菌などの温床となりやすいため、**舌ブラシ**で擦り取ります。舌ブラシは、汚染物を咽頭の方へ送らないように奥から手前に向かって一方向に磨きます。また、舌は傷つきやすいため、1回の口腔ケアで10回程度にとどめます。

⑤口腔粘膜ケア

　口腔粘膜を清掃する際は、スポンジブラシを使用します。スポンジブラシは半回転させながら汚染物をからめて除去します。とくに、上顎の口蓋とよばれる部分や歯茎と頬粘膜の間は汚染物が残りやすく、清掃後に観察することが大切です。また舌ブラシの使用方法と同様、咽頭へ送らないために奥から手前へ一方向に清掃します。口腔ケア中は唾液の分泌が亢進することがあり、誤嚥させないために適宜吸引を行います。

⑥汚染物の回収

　口腔ケアの仕上げには、必ず汚染物を除去する必要があります。なぜなら、ブラッシング後は、ブラッシングによって歯肉ポケットや舌の糸状乳頭などから食物残渣や口腔内細菌が口腔内にあふれた状態になります。これらの汚染物の回収が不十分となれば誤嚥性肺炎のリスクを容易に上昇させます。

　その予防として汚染物の回収を行いますが、意識障害のある患者さんでは**カテーテルチップ**で注水洗浄しながら吸引による汚染物の回収を行っていることが多いでしょう。しかし、ふだんから唾液や水分を口腔内に保持することが困難であることから汚染水が咽頭や気管へ流入し、誤嚥のリスクを高めてしまいます。したがって、汚染物除去をする場合は、**口腔用ウエットティッシュ**での「拭き取り」を推奨します。なぜなら、「注水洗浄＋吸引」と口腔用ウエットティッシュでの拭き取りは、どちらの方法も同様に汚染物回収後の細菌数が減少し、除去効果があるとわかっているからです。

　拭き取りの方法は、まず口腔用ウエットティッシュを広げ、示指（人差し指）に1～2周程度に薄く巻き付けます（図2-①）。爪側を口腔粘膜に当ててしまうと痛みを生じる恐れがあるため指先や指の腹を使います。また、歯列には凹凸があり、汚染物がはまり込んで残存してしまう恐れがあるため、歯の根元から歯の先に向かって1本ずつ拭き取るようにします（図2-②）。また舌や口腔粘膜の清掃時と同様に、汚染物を咽頭へ送らないように、奥から手前へ一方向に拭き取ります。歯間が広い場合は、細くねじった口腔用ウエットティッシュで歯の根元から歯の先に向かって拭き取ります（図2-③）。

⑦口腔内の観察、呼吸状態の確認

　拭き取りまで終了した後、口腔内の観察と呼吸状態に変化がないかを確認します。口腔ケア後の観察で、**口腔内乾燥**があればとくに十分な保湿ケアが必要であることや、汚染物が貯留しやすい場所がわかるなど、ケアのポイントが明確になってきます。

図2 口腔用ウエットティッシュでの拭き取り方法

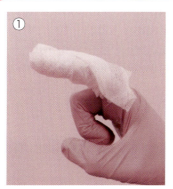
①

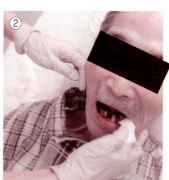
②

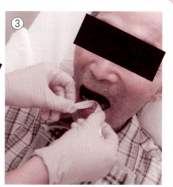
③

⑧保湿ケア

　口腔内乾燥の予防に保湿剤を塗布します。乾燥した状態で放置しておくと、汚染物が固着しやすくなるだけでなく、口腔内の自浄作用が低下して細菌の増殖を助長させます。

3…口腔ケアの注意点

1）患者が開口しない、または咬みこむ場合

　口腔ケア中に開口が保持できず、咬みこんでしまう場合は、オーラルワイダー®やデンタルブロック®（図3）などの**開口補助器具**を使用します。デンタルブロック®は、割り箸や使用済みの歯ブラシにガーゼを厚く巻き付けて固定したもので代用することもできます。咬みこませるときは、前歯では折れやすいため糸切歯の後ろにします。

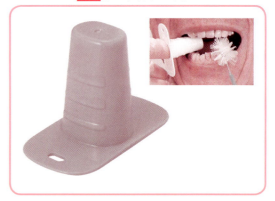

図3 デンタルブロック®

（画像提供：株式会社オーラルケア）

2）口腔内乾燥が著明な場合

　口腔内乾燥が著明な場合は、汚染物が固着して取れにくく、次の口腔ケアに時間がかかってしまいます。また、患者さんにとっても口腔ケア中の呼吸に負担となります。そのような場合は、ブラッシングを含めた口腔ケアを行う合間に、口腔用ウエットティッシュでの拭き取りおよび保湿ケアを繰り返して行います。拭き取りは、前回塗布した保湿剤を除去するために行います。患者さんの口腔内乾燥の状態に合わせて、数時間に1回など回数を決めて行うとよいでしょう。

　口腔内乾燥の原因は唾液の分泌低下だけでなく、脱水状態も考えられ、状態によっては危険な場合もあります。したがって、脱水の場合は、医療従事者と相談して水分摂取量を見直す必要があります。

引用・参考文献

1) 医療・介護関連肺炎（NHCAP）診療ガイドライン作成委員会．医療・介護関連肺炎診療ガイドライン．日本呼吸器学会編．メディカルレビュー社，2011，3-7．
2) 青島正大編．亀田流驚くほどよくわかる呼吸診療マニュアル．羊土社，2015，344p．
3) 三鬼達人著．今日からできる！摂食・嚥下・口腔ケア．照林社，2013，152p．
4) 川口有美子ほか編．在宅人工呼吸ケア実践ガイド．医歯薬出版，2016，176p．
5) 鎌倉やよいほか編．訪問看護における摂食・嚥下リハビリテーション．医歯薬出版，2007，176p．

（池田 真弓）

1-4

呼吸管理（在宅呼吸リハビリテーション）

　わが国の遷延性意識障害について、全国規模の疫学調査は十分に行われていませんが、1970～1980年代に行われた調査ではその原因の第1位が頭部外傷でした。しかし、その後、脳血管障害の急性期治療が飛躍的に進んで救命率が向上したことから、長期間の意識障害を呈する患者数が急増し、現在は遷延性意識障害の原因の第1位は**脳血管障害**となり、今後、ますますその数が増えることが予想されます。

　ただし、原因がなんであれ、何らかの脳損傷を伴っていることに違いはなく、顔面や体幹を含む麻痺を伴います。このため、効率的な呼吸が難しく、とくに寝たきりの期間が長くなると体の柔軟性も失われ、十分な肺の収縮や拡張が難しくなります。さらに、脳の損傷範囲が広いと自力での呼吸は困難となり、気管切開を行って人工呼吸器を使用して呼吸管理を行っていることも多くあります。

　遷延性意識障害の患者さんの死亡原因の約6割は**肺炎**といわれています。そもそも長期の臥床によって体力が低下している遷延性意識障害の患者さんにとって、肺炎などの感染は容易に生命の危機に直結します。また、発熱や喀痰量の増加、呼吸が不安定な様子は、介護の質や量を悪化・増大させ、在宅生活を支援する介護者にとって、きわめて大きな身体的・精神的負担となります。

　このため、なるべく肺炎などをきたさないよう、とくに症状のみられないふだんから呼吸リハビリテーションを実施しておくことが推奨されます。

1　方　法

　呼吸不全のリハビリテーションにはさまざまなものがありますが、そのうち意識障害の患者さんに行う代表的なものを次にあげます。

1…体位ドレナージ

　長期臥床が続くと、背中側の肺（とくに下肺野）に痰がたまりやすくなり、放置すると**無気肺**（肺に空気が入らなくなる部分ができること）となって肺の機能が著しく低下します。この状況を防ぐために、痰がたまりやすい部分を上として、重力を利用して痰が気管に移動しやすいように**排痰体位**という体位をとらせる手技のことを**体位ドレナージ**といいます。通常、12種類の体位がありますが、脳損傷後の患者さんや人工呼吸器装着中の患者さんでは、頭を下げる体位はとりにくく、仰臥位、側臥位、後傾側臥位、腹臥位、前傾側臥位の修正排

痰体位が推奨されています（図1）[1]。

図1 排痰体位

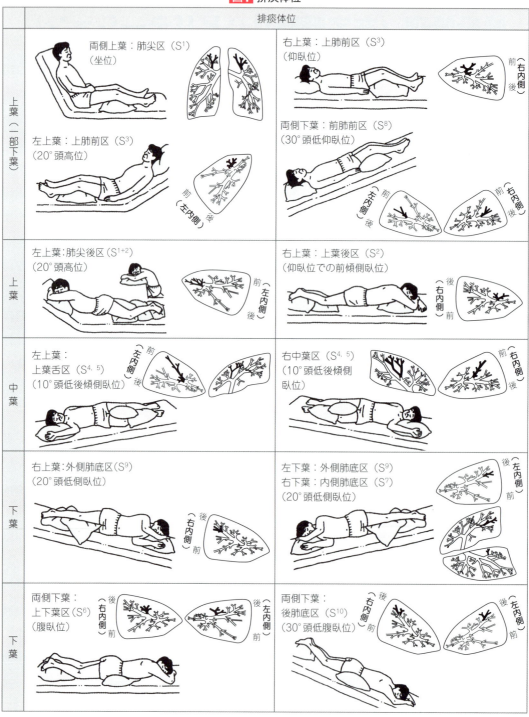

ひとつの体位を、最大2時間まで実施し、患者さんに負担のないように柔らかいクッションなどで体位の調整を行います。決してすべての体位を行わなければならないということではなく、聴診器や触診などで痰が貯留している場所を特定し、その部分から痰を除去することができる体位を選択します。首が安定しない場合、血圧や脈拍が安定しない場合、頭蓋内圧の管理が必要な場合などでは、基本的にこの手技を行うことはできないため注意が必要です[2]。

また、体位ドレナージを実施中に呼吸状態が悪化しないか、血圧の変動がないかなどについても観察する必要があります。

2…スクイージング

聴診器により呼吸音を聴いて、呼吸の音が乱れる肺の部分には痰が貯留していることが多いため、その部分の胸を呼気時（息を吐くとき）に圧迫する方法がスクイージングです。通常、体位ドレナージと併用して痰を中枢の気道に集めてから吸引を行うと非常に効果的です。長期臥床が続き、骨粗鬆症が進んでいる場合などでは、強く胸を圧迫しすぎると肋骨骨折などを引き起こすことがあるため注意が必要です。あくまでも、胸を押すというよりは呼吸に合わせて動くことをサポートするというイメージで実施するとよいでしょう。

3…徒手による咳介助

人工呼吸器を装着しておらず、咳ができる患者さんの場合に、患者さんの胸の下部に両手を置いて、咳に合わせて圧迫して咳の喀出力を高める方法です。気管切開をしている患者さんなどでは、咳嗽力を高めすぎると管が抜けることもあるため注意が必要です。

4…口腔ケア

いくらしっかりと呼吸リハビリテーションを行っても、口腔内の細菌が多ければ、誤嚥による肺炎のリスクを低下させることは困難です。そこで、呼吸リハビリテーションと同時に口腔ケアを行う必要があります。

口腔ケアは、言語聴覚士、歯科医師、歯科衛生士などが行うことが多いですが、呼吸リハビリテーションと併用すると非常に効果的です。1日最低数回は口腔内の状態をチェックし、口腔内乾燥や舌苔、痰の貯留などがあれば、こまめに口腔内の清掃を行います。常に口腔内をきれいに保っておくと、万が一、不顕性誤嚥などがあっても気管に流入する細菌の数が少なくなり、肺炎の発症を予防できます（4章1-3 呼吸管理〈肺炎予防援助〉参照）。

2 ポイント

ふだんの**呼吸管理の観察のポイント**を次に示します。

- 胸郭（胸）が左右対称にしっかり膨らんで縮んでいるか。
- 呼吸の際に痰が絡まったような音がしていないか。
- 発熱はないか。

● 人工呼吸器のアラーム音が頻繁にならないか。　　など

　可能であれば、2〜3時間に1回体位変換を行い、肺の隅ずみ（末梢）までしっかりと肺を膨らませて空気を入れる工夫をします。体位変換を行った後やリハビリテーションを行った後に痰が気道まで上がってくることが多いため、このタイミングで痰の吸引を行うと効果的です。

　呼吸リハビリテーションも含め、在宅でのリハビリテーションは、少しずつであっても毎日定期的に続けることに意味があります。もちろん、医療関係者以外が行うことが難しい動作や呼吸器の設定のチェックなどについては、看護師や療法士が実施しますが、常に患者さんについているわけではありません。これに対して、関節可動域訓練や、体位変換、痰の吸引などは介護者が毎日行うべきもので、体調管理という意味ではこれらの毎日のケアがたいへん効果的です。ただし、長期的な介護になることがほとんどであるため、無理をせず多職種を交えてじっくり相談し、長期的な介護が継続できる環境を設定することが大切です。

3 してはいけないこと

1…長く同じ姿勢でいる

　長く同じ姿勢でいることで全身の関節が硬くなる拘縮という状態は呼吸機能の低下につながり、体を動かさないことで心臓や肺の機能も廃用してしまうため、なるべく全身の関節を動かし、可能な範囲でベッドのギャッジアップや車いすへの移乗を行いましょう。ただし、遷延性意識障害の患者さんでは、首まわり（頚部）が安定していないことが多く、体を動かす際には、しっかりと首を支えておくことが重要です。とくに、気管切開を行っている場合や人工呼吸器を装着している場合は、首を大きく曲げたり伸ばしたりすることは、機器の不具合や気道の損傷につながるため十分な注意が必要です。

2…機器のアラーム音が頻繁に鳴る場合

　また、機器のアラーム音が頻繁に鳴る場合は、機器の不具合か、呼吸機能の低下を意味しているため、まずしっかりと痰の吸引を行ったうえで、発熱の有無などを確認し、発熱やその他の身体の異常がある場合には速やかに訪問診療や訪問看護の依頼を行いましょう。発熱や体の不調がなくアラーム音が鳴る場合には、機器の不具合の可能性が高いため、安易に機器の設定を変更することはせず、速やかに業者やケアマネジャー、訪問看護師などの関係者に連絡する必要があります。

引用・参考文献
1）　堀部達也. 体位ドレナージ. 呼吸器ケア. 9（9）, 2011, 36-43.
2）　片岡未来. 排痰体位. 呼吸器ケア. 12（4）, 2014, 37-8.
3）　千住秀明ほか監修. 呼吸理学療法標準手技. 医学書院, 2008, 48.

（大沢 愛子／前島 伸一郎）

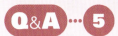 誤嚥防止手術(喉頭気管分離術)をすすめられています。その適応と、術後に注意することを教えてください。

● 手術の内容と適応

誤嚥防止手術は、呼吸の通路と食事の通路を分ける手術です。手術によって、口の中のものが肺に流れ込むこと（誤嚥）を防ぎます。手術の適応は、誤嚥による肺炎を繰り返す場合、もしくは肺炎を繰り返すことが予想される場合です。

口からご飯を食べていなくても、唾液を誤嚥して肺炎を生じる可能性があります。気管切開術を施行しても、嚥下機能が保たれていないと、誤嚥による肺炎を防ぐことは困難なうえに、痰を自分で出すことができなければ、頻回に気管孔から痰の吸引が必要となります。さらに唾液は気管カニューレのカフの上にたまり、感染を生じて肉芽を形成することも少なくありません。そのような状態では、定期的な気管カニューレの交換のたびに出血したり、カニューレがなかなか入らず窒息しかかったりするなどの危険が生じてきます。誤嚥防止手術を行うことで気管切開によるカニューレの問題から解放されるのです。

この手術の問題は**発声機能を失う**ことです。気管切開部にカフ付きカニューレを装着している状態やもともと意識障害で声を出せない状態であれば、状況はほとんど変わりません。しかし、発声できる状態であれば、まずは発声機能を保ったまま誤嚥の防止ができるか否か、**嚥下機能改善手術**の適応があるかないかを考慮する必要があります。

● 術後の注意点

気管を切断し、直接皮膚に縫い付けるため、手術後は誤嚥を防止できるうえに**気管カニューレ**からも解放されます。したがって、口腔内からの唾液が流れこまなくなるため、痰の吸引の回数は大幅に減少し、家族の負担や不安もかなり軽減されます。何よりも本人がカニューレ交換や痰の吸引の苦痛から解放されます。ただし、手術をしたからといって口から食べられるようになるかどうかはわかりません。ある程度嚥下機能が残っている場合には経口摂取が少しは可能になることがあります。一方で、唾液さえ飲み込めない場合は、よだれのように口からあふれてくる場合があります。

表　誤嚥防止手術で得られること、失うこと、変わらないこと

得られること	・気管カニューレが不要(気管カニューレの交換が不要) ・痰の吸引がかなり少なくなる(本人・家族の負担が減る)。 ・嚥下機能が残っていれば、経口摂取が可能になることもある。
失うこと	・発声機能
変わらないこと	・入浴時に気管孔に水が入らないように注意が必要 ・気管孔の加湿が必須　　・外見(気管切開のときと状態は同じ)

（東野　正明）

Q&A…6 吸引を行わない方法（喀痰排出法）があると聞きました。具体的な方法を教えてください。

すべての患者さんに適用できるわけではありませんが、夜間も吸引を必要とする場合や、粘稠痰が口腔に貯留しやすい患者さんには効果が期待できる方法です。

● 必要物品：モアブラシ®とファンファンブラシ®、口腔ケア用保湿剤（ジェルタイプ）、水を入れた大きめのコップ2個（ブラシ洗浄用と除去した喀痰を絞り取るためのもの）

患者さんの口を開けると、まず筋肉の塊である舌が丘状に盛り上がっているのが見えてきます。口腔内は両頬の内側を含めてカーブを描いているので、通常使用しているまっすぐなブラシでは処理できません。一方、吸引用のチューブは湾曲を描いて深く挿入できますが、患者さんは頻回の吸引に伴う苦痛に耐えなければならず、また粘稠な痰を吸引するには粘膜を傷つけないように注意しなければならないので除去できる量に限界があります。

吸引1〜2時間後に粘稠痰が口腔内を覆うような場合は、口腔前庭を清掃した後に刺激性の唾液が咽頭部に流れ落ちて咽頭部に残留した粘稠痰の塊と混じり、その一部が口腔内に逆流していると推測されます。

ブラシの先端3分の1ぐらいからカーブさせることのできるブラシを使用して、吸引を行わずに咽頭部に貯留している粘稠痰を除去する方法について説明します。

①モアブラシ®を水に浸したあとで水を絞り、ジェルをブラシ全体に十分塗り、口唇、舌・口腔粘膜・軟口蓋周囲に軽く押し当て、痰や舌苔が柔らかくなって粘膜から剥がれやすいようにします（図1）。

②口腔内の浮いてきた痰はモアブラシ®で絡めて取り、カップの水でブラシをすすぎ、痰を絞るようにして取り除きます。ブラシをもう一つのきれいな水の入ったカップで洗い、水を切ってジェルを付け、①、②を繰り返すと口腔前庭がき

図1

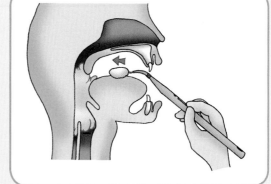

図2

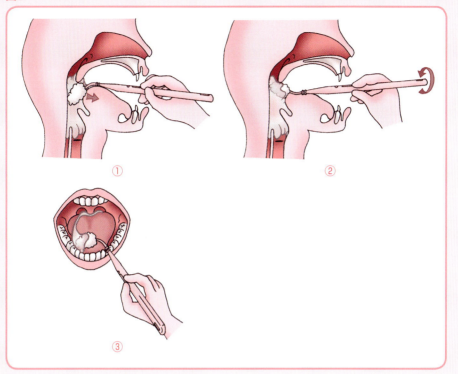

れいになり、刺激性の唾液が確認されます。

③次に、きれいな水に浸してから水を絞り切ったファンファンブラシ®にジェル（スプレーも有効）を十分に塗布し、先端を曲げて咽頭近くまで入れて舌を手前に引くように圧をかけながら粘稠な痰を絡めて取り除きます（図2）。

　粘稠な痰がファンファンブラシ®に付着してくる限り、これを繰り返して行います。咽頭周囲部に貯留していた粘稠な痰が取り除かれると、自身の唾液については飲み込みやすくなり、数日で吸引を必要としないことが多くなります。この方法は、咳嗽反射を誘発することもできるため、患者さん自身で痰を喀出するトレーニングにもなります。

＊ファンファンブラシ®の使用については、研修を受けてください。家族会からの要請があれば研修の機会を調整いたします。

（紙屋 克子）

2-1 摂食・嚥下管理（口腔ケアと嚥下管理）

1 口腔ケア

　口から食べるということは、生命維持に必要な栄養を摂取するだけではなく、人の根源的な欲求であり、QOL（生活の質）を向上させる重要な行為です。この口から食べることを見据えた包括的な口腔ケアは、後述する嚥下管理を行ううえで最も優先されるべきケアであるといっても過言ではありません。

1…方　法

　包括的な口腔ケアを行うためには、機械的に口腔内を清掃する意識だけでは不十分です。口から食べるために、①誤嚥をしにくい姿勢、②咽頭（のどの奥）のケア、③漿液性（さらさら）の唾液、④口の動き、が重要になります。

1）基本的な口腔ケアの流れ

①使用物品を準備する（図1、表1）

　対象者に応じた物品を用意します。基本的に歯のある場合は、歯ブラシ1本＋補助用具1本とします。

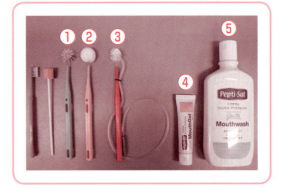

図1　主な使用物品

表1　歯ブラシや口腔ケア用保湿・湿潤剤の特徴

歯ブラシ		柄が長く、毛の形は横から見て平らなものがよい。出血しやすい場合は、やわらかい硬さの毛を選ぶ。
スポンジブラシ		粘膜のケアやブラッシング後の唾液を除去する。
粘膜用ブラシ	ICUブラシ®（図1-①）	スポンジブラシの機能に加えて、口腔ストレッチや唾液腺マッサージに使用する。
	モアブラシ®（図1-②）	口腔乾燥や粘膜が損傷しやすい場合に使用する。
	吸引ICUブラシ®（図1-③）	分泌物が多い場合に吸引器に接続して使用する。
保湿・湿潤剤	ジェルタイプ（図1-④）	保湿時間が長いので、口腔乾燥が強い場合に適している。
	リンスタイプ（図1-⑤）	うがいができる場合、または液体歯磨きとして使用する。

②誤嚥しないように姿勢を整える（図2） ＊摂食の際も同様

- 坐位が困難であればベッドのリクライニングの角度を30度にします。
- 顎を引くように枕の高さを調節します（頭から肩にかけて隙間をつくらない）。
- 足底や上肢が安定するようにクッションなどでサポートします。

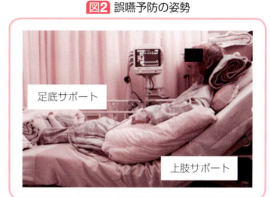

図2 誤嚥予防の姿勢

③口腔内を観察する

- 開口する前に唇や口角を湿らせます。
- 分泌物や痰の付着がある場合は、付着物の除去、吸引から行います。
- 口腔乾燥が強い場合は、保湿剤を塗布して付着物を軟化させます。
- 義歯がある場合は外して、別に洗浄します。

④スポンジブラシや粘膜ブラシで粘膜や咽頭ケアを行う

- 咽頭や舌の汚れをかき出すように奥から手前にブラシを動かします。
- 咽頭を軽くこすって咳を誘発します（吸引機能付きであればそのまま痰を吸い取る）。
- ブラシの汚れはティッシュで拭き取って水で洗い、絞ってから使います。

⑤歯牙のブラッシング

- 歯ブラシは鉛筆持ちで、1～2本ずつ磨きます。
- 毛先が広がらない程度の力で、歯に対して毛先を直角に当てます。

⑥粘膜ブラシや指で口腔ストレッチや唾液腺マッサージを行う

- ブラシや指で口や頬の筋肉を伸ばします（図3-①，②）。
- 舌を手前に引き出します（図3-③）。
- 唾液腺（耳の前や舌の付け根）をマッサージして、漿液性唾液を分泌させます（ブラシ

図3 口腔ストレッチや唾液腺マッサージの方法

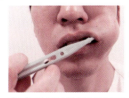
①ブラシでは外側に向けて伸ばす。

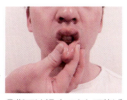
②指では軽くつまんで伸ばす。

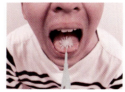
③舌の根元を押さえて引き出す。

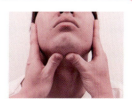
④耳の前は円を描くように、顎の下は上に押し上げるようにマッサージする。

で行う場合は口腔内からマッサージ）（図3-④）。

⑦保湿剤を塗布する

- ジェルタイプは手の甲でのばして、口全体に薄く塗布します。
- リンスタイプはスプレーボトルに入れ替えて噴霧してもよいでしょう。

2…ポイント

- 口腔だけではなく、分泌物や細菌が多い咽頭までケアを行います。
- 口腔や舌のストレッチを行い、口の動きが出やすいようにします。
- 嚥下訓練の第一歩として、嚥下しやすい漿液性唾液を分泌させ、飲んでもらいます（開口した状態では誤嚥しやすいので、口を閉じてから唾液を嚥下させる）。
- 口腔ケア中は鼻呼吸となるので、鼻腔に汚れがないかを確認します。

3…注意点

- たとえ口から食べていなくても口腔ケアは行いましょう。
- 口腔内に水分がたまらないように、適宜休みを入れてブラシや吸引により除去しましょう。

2 嚥下管理

口から食べることは楽しみを共有できる反面、誤嚥性肺炎のリスクが生じます。どのような場合に食べることができるのか、また注意して食べなければならないかを理解することは、安全に経口摂取を継続するために重要です。

1…方　法

まずは**経口摂取開始基準**（表2）を満たしているかを確認します。たとえ現在は基準を満たしていなくても、包括的な口腔ケアなどで状態が改善すれば経口摂取を検討していきます。**経口摂取までの流れ**に沿って評価します（図4）。

食事開始となれば、観察項目に応じて対応します（表3）。

表2 経口摂取開始基準

- 全身状態が安定している。
- 覚醒する時間がある。
- 嚥下反射を認める。
- 痰が少なく、口腔内が清潔である。

2…ポイント

- 意識障害の影響で口腔の動きは乏しいが、飲み込む能力は保たれていることがあります。その場合は、ゼリーを舌の奥に入れて嚥下能力を評価します。
- できるだけ本人の好きな食品を使用します。
- 誤嚥を疑う症状が1週間以上なければ、食事回数の増加や食事形態の変更を検討します。

3…してはいけないこと

- むせが続いたり、嫌がっていたりする場合は、無理に食べさせるのはやめましょう。
- 不適切な摂食姿勢、食事形態、一口量での摂取はやめましょう。

図4 経口摂取までの流れ

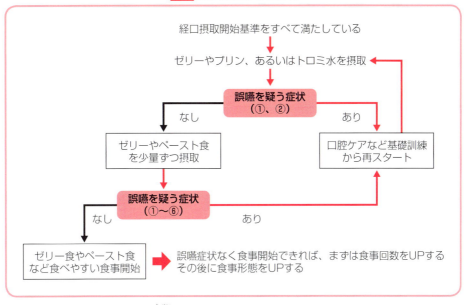

誤嚥を疑う症状：①むせる、②湿性嗄声（ガラガラ声）、③痰の増量や膿性が高くなる、④37℃以上の発熱、⑤息が荒くなる（SpO$_2$値低下）、⑥食事時間が長くなる

表3 食事摂取場面での観察項目と対応

観察項目	判断と対応
①食べ物を入れる前に口が開かない。 ②食べ物を入れても唇が閉じない。	覚醒度や認知機能の低下を認める。 ⇒ 無理せず、食事を中止する。
③一口に何度も嚥下をする。	1回に飲める量が少ない、喉に残留している。 ⇒ 一口量を減らす、食事形態を下げる。
④嚥下したあと遅れてむせる。	不顕性（むせない）誤嚥の可能性あり。 ⇒ むせ以外の誤嚥を疑う症状に注意する。
⑤飲んだ後の声がガラガラ	喉に食物が残留し、感覚も低下している。 ⇒ 咳払いをしてもう一度嚥下するよう促す。 　 ゼリーなど飲みやすい食品を摂取する。
⑥食事後半でむせる、ペースが落ちる。	耐久性が低下している。 ⇒ 休憩を入れる、補助栄養食品を検討する。
⑦口腔内に食物残渣が多い。	食塊形成が不十分で喉にも残留している。 ⇒ 食事形態を下げる。

引用・参考文献

1) 小山珠美監修．早期経口摂取実現とQOLのための摂食・嚥下リハビリテーション．メディカルレビュー社，2010，96-107.
2) 北村清一郎編．なぜ「黒岩恭子の口腔ケア＆口腔リハビリ」は食べられる口になるのか．デンタルダイヤモンド社．2013，6-17.

（黒川 清博）

2-2

摂食・嚥下管理（在宅栄養管理）

1 方法

1…栄養管理はなぜ必要なのか

　栄養不良状態では、筋肉量の減少、内臓蛋白の減少、免疫機能の障害、創傷治癒遅延、臓器障害を生じてきます。栄養摂取がなく除脂肪体重（体から脂肪を除いた体重で、骨＋骨格筋＋血液＋皮膚＋内臓などその他の組織の重量）が、健常時の70％に低下すると生命の危機を引き起こします。栄養不良になると、肺炎などの感染症にかかりやすく、傷の治りが悪くなり褥瘡を生じるなど、在宅療養の継続が困難となる合併症を発生する危険を高めます。

　栄養管理はすべての疾患治療に共通する基本的医療であり、「万病に効く薬はないが、栄養管理は万病に効く」ともいわれています。

2…栄養サポートチーム（NST）

　入院中の栄養管理は、**栄養サポートチーム（NST）**によって行われることが多くなっています。NSTは、管理栄養士、医師、看護師、薬剤師、理学療法士、作業療法士、言語聴覚士、臨床検査技師、歯科医師、ソーシャルワーカーなど多職種が専門知識や技術を出し合い、それぞれの患者さんに応じた適切な栄養管理を行う多職種共同の医療チームです。在宅療養においては、地域包括ケアシステムでNST活動が行われることが期待されますが、実施されている地域はまだごく少なく、実際には、家族がチームリーダーとなって在宅療養に関わる医師、看護師、薬剤師、リハビリテーションスタッフなどの協力を得て**在宅NST**として栄養管理を行う必要があります。

3…経口摂取が可能な場合

　経口摂取が可能な場合は、五大栄養素（糖質、蛋白質、脂質、ビタミン、ミネラル）をバランスよく摂取できる献立で、咀嚼・嚥下機能に応じた食形態にすることが必要です。経管栄養の場合は、市販の経腸栄養剤を用いることが多いと思いますが、栄養剤には基本的に五大栄養素がバランスよく配合されているので、主として必要なエネルギー量をもとに投与量を決定することになります。

4…エネルギー必要量の算出

　エネルギー必要量は「基礎代謝量×活動係数×ストレス係数」で算出されます。基礎代謝量の実測には、直接または間接熱量計が必要で、実施できる医療機関は限られています。可能

ならば入院中に測定しておくとよいでしょう。実測ができない場合は、簡易的な方法として「基礎代謝基準値（20〜30kcal／kg／日）×体重（kg）」で算出します。

　活動係数は、寝たきりで1.0〜1.1、ベッド上安静（ベッド上での寝返り程度の運動が可能、あるいは車いす坐位で静かにしている状態）で1.2とされています。遷延性意識障害で、四肢麻痺も強い場合の活動係数は1.0〜1.2でよいと考えられますが、痙縮による筋緊張亢進や、振戦などの不随意運動がみられる場合は、活動係数を0.2程度高くする必要があります。

　ストレス係数は通常では1.0ですが、発熱や感染症など基礎代謝の亢進をきたす病態を合併した場合は高く設定する必要があります。発熱では、体温は36℃から1℃上昇するごとにストレス係数が0.2増加するとされています。嚥下機能障害のある遷延性意識障害の患者さんでは慢性気管支炎など気道感染症を合併していることもありますが、そのような慢性炎症がある場合にもストレス係数は0.2程度高く設定するほうがよいでしょう。

5…水分補給

　体の機能維持には、栄養とともに適切な**水分補給**が必要です。体内水分の10％を喪失する（**脱水状態**）と機能障害が出現し、20％が失われると生命の危機を生じるとされています。1日に必要とする水分量は体重当たり20〜43（平均32）mLとされ、この量を基本に排泄される水分量と同等になるように調節します。

　排泄水分量には、尿、便だけではなく、呼吸や皮膚などから失われる**不感蒸泄**も加える必要があります。通常、不感蒸泄の水分量は「15 mL×体重（kg）」で計算されますが、発熱時には増加するため「200 mL×（体温－36.5℃）」程度を加えるとよいでしょう。また、嘔吐や下痢などで水分が失われた場合も追加が必要です。寝たきり状態の患者さんでは、尿路結石ができやすく尿路感染症も起こしやすいので、予防のためにも十分な尿量が得られるように、水分は多めに投与するほうがよいでしょう。

2　ポイント

1…定期的に栄養状態を評価（アセスメント）する

　栄養管理の基本は、定期的に**栄養状態の評価**（アセスメント）を行って、それに応じて適切な質と量の栄養、水分の投与管理を行うことです。在宅でもできるアセスメントとして、皮膚など身体所見の観察、体重などの身体計測、血液検査などがあります。

1）体重の変化の見方

　中でも基本となるのは体重の変化をみることです。寝たきり患者さんで、体重測定が自宅では困難な場合は、短期入院（入所）や通院、通所などの機会を利用して、なるべく定期的に行うとよいでしょう。在宅療養開始時には、退院時の栄養管理を継続して行うことが多いと思われるので、そのエネルギー量で体重減少がみられれば増量を、体重が増加すれば減量

を検討してください。健常者のBMI（Body Mass Index＝体重〈kg〉÷身長〈m〉²）は22が標準体重で、25以上は肥満、18.5未満はやせ型に分類されますが、遷延性意識障害の患者さんでは、筋肉量が減少しているため、BMI 22では体脂肪率が健常者の肥満以上に高くなり、内臓脂肪が増加して生活習慣病発生の危険性が高くなります。そのため、**遷延性意識障害の患者さんのBMIは 18.5〜20程度を目標として栄養管理を行うのがよいと考えます。**

2）定期的に血液検査のデータを確認する

太りすぎを防ぐため投与エネルギー量を制限すると、相対的にほかの栄養素の不足を招くおそれがあります。身体所見の観察とともに、定期的に血液検査を行って、**血液生化学検査データを確認してください。**

血清総蛋白質（TP）やアルブミン（Alb）値が低い場合は、蛋白質含有量の多い栄養剤に変更するか、蛋白質の多い栄養補助食品を併用するなどして十分な蛋白質を補充する必要があります。ただし、蛋白質は十分なエネルギー投与がなければエネルギー源として消費され、体内の蛋白質として利用されないため、注意が必要です。また、腎機能障害がある場合は蛋白質摂取制限が必要な場合もあります。

腎機能の評価には、血清尿素窒素（BUN）、クレアチニン（Cr）値が指標となりますが、筋肉量が減少している患者さんでは、血清クレアチニン値が低くなるので、軽度の腎機能障害は見逃されることがあり、注意が必要です。身体所見の観察で四肢の浮腫（むくみ）がみられた場合は、蛋白質不足や腎機能障害も疑われるので、検査が必要です。

過栄養状態では、血糖値や総コレステロール（TCHO）、LDLコレステロール（悪玉コレステロール）、中性脂肪（TG）の上昇がみられたり、脂肪肝を生じて、AST、ALT、γGTPなどの肝機能の指標となる数値が上昇したりすることがあります。

2…経腸栄養剤を長期使用している場合の注意

長期に経腸栄養剤を使用しているときには、亜鉛（Zn）や銅（Cu）などの微量元素欠乏症を生じていないかにも注意が必要です。

1）亜鉛（Zn）の欠乏

口や爪の周囲、会陰部の皮疹がみられる場合は、**亜鉛欠乏**を疑って、血清亜鉛濃度を測定してみる必要があります。低下がみられる場合は、ノベルジン®、またはプロマック®という胃潰瘍の薬を投与することにより補充することができます。ただし、亜鉛を過剰に摂取した場合には、銅の吸収障害を生じて、銅欠乏症を生じる可能性があるので注意が必要です。

2）銅（Cu）の欠乏

銅欠乏症では、毛髪の色素脱出や脱毛、血液検査で貧血、白血球（好中球）の減少がみられます。これらがみられた場合は、銅欠乏を疑って血清Cu濃度を測定してみる必要があります。Cuが低値の場合は、ココアを投与することにより補充することが可能です。

3…酸化マグネシウム製剤使用時の注意

寝たきり状態の患者さんでは**便秘**になりやすく、緩下剤として**酸化マグネシウム製剤**を使用していることが多いと思います。長期間大量の酸化マグネシウム製剤を服用した場合、高マグネシウム血症を生じることがあるので血清マグネシウムのチェックも必要です。

3 してはいけないこと

最もしてはいけないことは、栄養アセスメントを行わずに漫然と同じ栄養投与を続けることです。完成された栄養管理はなく、日々のアセスメントが重要で、アセスメントの結果に基づいて現在の栄養で問題を生じていないかを見直すことが重要です。

引用・参考文献

1) 日本静脈経腸栄養学会編. 静脈経腸栄養テキストブック. 南江堂, 2017, 620p.
2) 日本静脈経腸栄養学会編. コメディカルのための静脈経腸栄養ハンドブック. 南江堂, 2009, 426p.
3) 日本静脈経腸栄養学会編. 静脈経腸栄養ガイドライン. 照林社, 2013, 480p.
4) 丹羽利充編. 臨床栄養実践ガイド. 中外医学社, 2014, 264p.
5) 日本病態栄養学会編. 病態栄養専門師のための病態栄養ガイドブック. 改訂第4版. メディカルレビュー社. 2013, 372p.
6) 若林秀隆編. 在宅リハビリテーション栄養. 医歯薬出版, 2015, 160p.
7) 川西秀徳. オーバービュー 栄養ケア・マネジメントとは何か. J ClinRehabil. 16(6), 2007, 506-13.
8) 山東勤弥. 在宅嚥下障害者に対する栄養アセスメント. J ClinRehabil. 16(6), 2007, 514-21.
9) 丸山道生. 在宅嚥下障害者の栄養ケアプランとpitfall. J ClinRehabil. 16(6), 2007, 522-7.
10) 岡田晋吾. 栄養と在宅指導. J ClinRehabil. 20(11), 2011, 1038-45.
11) 藤本篤士. 慢性期のリハビリテーション栄養管理. 日本静脈経腸栄養学会雑誌. 31(4), 2016, 967-74.

（本田 千穂）

2-3

摂食・嚥下管理（胃ろうを中心とした経管栄養管理）

1 経管栄養管理の概要

　何らかの原因で口から十分な栄養をとることができなくなったとき、栄養をとる方法として、点滴で栄養をとる方法（**静脈栄養法**）と、管（チューブ）を用いて胃や腸に直接栄養を入れる方法（**経腸栄養法**）があります。口から食べたときと同じように、体に栄養をとり込むには、胃や腸を活用したほうがより自然なため、胃や腸が正常に働いている場合は経腸栄養法がよく用いられます。経腸栄養法は主に、胃や腸まで鼻からチューブを挿入する方法（**経鼻胃管**）と、おなかに小さな穴をつくる方法（**胃ろう**）があります。経鼻胃管、胃ろうともにチューブを用いて胃や腸に栄養を入れるため、多くの場合、必要な栄養素が配合された液体（さらさら）の栄養剤が用いられます。**液体の栄養剤を使用する場合、下痢を起こしたり、胃にたまった栄養剤が食道内に逆流（胃食道逆流）したり、食道内に逆流した栄養剤が原因となって肺炎を起こしたりする（誤嚥性肺炎）などの合併症を伴うことがあります。**

　これらの合併症を予防する方法として、さらさらの液体栄養剤に粘り気をもたせるためにとろみ調整食品や寒天などを用いて半固形や固形化することがあります（すでに半固形や固形化された市販品もあります）。この方法は、栄養剤に粘り気（粘度）があるため、太いチューブが用いられることが多い胃ろうのほうが対応しやすくなります。また、太いチューブを使う胃ろうの場合、普通の食事をミキサーにかけてチューブから注入することができるため、食事を楽しむ幅が広がるという面もあります。ここでは在宅で多く使用されている**胃ろうの管理**について説明していきます。

2 胃ろう（PEG）の適応

　さまざまな理由で経腸栄養が長期にわたって必要となった場合、**胃ろうの適応**となります（表1）。胃ろうをつくるには、全身麻酔を行って開腹手術で作製する方法と、胃カメラなどで使用する内視鏡を用いて作製する**経皮内視鏡的胃ろう造設術（PEG）**があります。PEGは局所麻酔で行うため、全身麻酔で行う開腹手術より、身体にかかる負担が少ないため広く普及しています。ただし、PEGは身体にかかる負担が少ないとはいえ、内視鏡の挿入が難しいほど全身の状態が悪いときや、胃の全摘手術を受けている、出血傾向が強い、極度の肥満がある、かみしめなどにより開口ができず内視鏡が挿入できないなど、さまざまな理由でつくること

表1 PEGの適応

①嚥下・摂食障害
- 脳血管障害、認知症などのため自発的に摂食できない
- 神経・筋疾患などのため摂食不能または困難
- 頭部、顔面外傷のため摂食困難
- 喉咽頭、食道、胃噴門部狭窄　　・食道穿孔

②繰り返す誤嚥性肺炎
- 摂食できるが誤嚥を繰り返す　　・経鼻胃管留置に伴う誤嚥

③炎症性腸疾患
- 長期経腸栄養を必要とする炎症性腸疾患、とくにクローン病患者

④減圧治療
- 幽門狭窄　　　　　　　　　　　・上部小腸閉塞

⑤その他の特殊治療

(鈴木裕ほか. 経皮内視鏡的胃瘻造設術ガイドライン. 消化器内視鏡ガイドライン. 第3版. 医学書院, 2006, 311.)

ができない場合もあります。**胃ろうカテーテルの種類**には、抜けるのを防ぐストッパーがバルーン型やバンパー型になっているものがあり、それぞれにボタン型とチューブ型が加わって計4種類あります。その人に合った胃ろうカテーテルが選択されます。

3 管理方法

在宅での管理は主に、栄養剤投与に関する管理、毎日の観察、スキンケアが中心となります。そして、日々の観察からトラブルを発見し、予防することが必要となります。

1…栄養剤投与に関する管理

1）栄養剤注入時の体位

腹部の圧迫を避け、30〜90度の間で状態に応じた体位を調整します。工夫しても安定した体位を保つことができない場合は、注入時間を短縮する方法（栄養剤の半固形や固形化など）を検討します。

2）注入の速度や量

個人によって異なるため、その人に合った方法を選ぶ必要があります。たとえば、注入速度が速すぎることで嘔吐や下痢がみられる場合は、注入速度や投与量などを検討します。また、日中リハビリテーションなどの時間を確保したいときは、昼間の投与量を少なめにし、そのぶん朝と夕の投与量を多めにするなど、生活リズムに合わせて工夫することができます。

3）薬剤の注入が必要な場合

薬剤と栄養剤を混ぜると薬の効果が得られなかったり、栄養剤の性質が変化してしまったりするため、薬剤は栄養剤と水とは別々に投与を行います。

4）注入に用いる容器やチューブの管理

細菌感染を防ぐために、使用後はしっかりと洗浄を行い、次亜塩素酸ナトリウム（ミルト

ン®など）に浸けて清潔が保てるようにします。

2…毎日の観察（主な観察ポイント）

毎日観察を行うことで、トラブルを未然に防いだり、早めに対応することで重篤な状態にならないようにしたりすることができます。

1）体調の観察

発熱の有無や咳、嘔吐、便通（下痢や便秘）、尿の回数などです。これらは嘔吐の原因や誤嚥性肺炎、脱水などに気づくサインとなります。

2）胃ろう周囲の皮膚の観察

皮膚の発赤やただれ、痛み、出血、ふだんはない分泌物がないかなどをみます。とくに皮膚の発赤の場合、テープかぶれや漏れによって起こる皮膚表面の赤み（**接触性皮膚炎**）と、チューブが胃ろうを圧迫して血流が悪くなることで起こる深部からの赤み（**圧迫虚血**）があり、注意が必要です。それぞれに必要なケアは、スキンケアとPEGチューブが動くかどうかを確認することが必要となります。チューブの確認は、チューブを上下に軽く1〜2cm動かすことができ、1回転程度自由に回るかを確認します。回らない場合は何らかの異常が考えられるため、かかりつけ医に報告します。

3）チューブの観察

チューブトラブルは主に、チューブの位置異常、チューブの閉塞、チューブの事故抜去があり、それぞれを予防するためにチューブの位置や長さ、チューブ内の汚染、破損や漏れなどがないかを観察します。

①**チューブの位置異常**：チューブ型を使用している場合に起こります。胃が栄養剤を腸へ送り出そうとする運動の影響で、チューブも一緒に腸に送り出されてしまうことがあるからです。チューブには目盛りが付いているので、毎日チューブの位置や長さを確認します。

②**チューブの閉塞**：栄養剤や薬剤などがチューブ内に詰まることで起こります。そのため、栄養剤や薬剤の注入後は放置せず、微温湯でしっかりチューブ内を洗い流します。詰まってしまった場合はチューブをもんだり、PEG専用のブラシを使用して開通を試みたりします。

③**チューブの事故抜去**：チューブが何かに引っ掛かるか、自己あるいは他者に引っ張られる、チューブの破損によって起こることがあります。もし、チューブが抜けてしまった場合、チューブが抜けた状態を放置すると、胃ろうの穴は塞がってしまうので、長時間放置することは避けなければなりません。抜けているのを発見次第、チューブの再挿入を試みます。挿入しにくい場合はチューブの先端をカットしても構いません。また、チューブが使えないときはチューブとほぼ同じ太さのものであれば、尿導カテーテルや太めのストローなどを代用しても構いません。挿入した物が落ち込まないように固定し、かかりつけ医に報告しましょう。

3…スキンケア

皮膚トラブルの予防には、胃ろう周辺の皮膚を清潔に保つこと（**スキンケア**）が必要です。スキンケアは、ぬるま湯と石けん、ガーゼや綿棒を使い、皮膚の汚れやチューブとの間にたまった汚れを落とします。石けんは濡れたガーゼでの拭き取りでも構いませんが、石けんの成分が残るとトラブルの原因となってしまうため、できるだけ洗い流しましょう。体調不良など特別な理由がない限り、チューブを付けたまま入浴やシャワー浴をすることができます。そのまま入浴しても胃に湯が入ることはほとんどありません。

なお、口から食事をしていなくても口の中の細菌は増えるため、誤嚥性肺炎や歯肉炎などを起こす危険性があり、口の中の環境を整えるためにも口腔ケアは毎日行いましょう。

4 してはいけないこと

液体栄養剤を使用している場合の問題点として、嘔吐や胃食道逆流による誤嚥性肺炎や、下痢、胃ろう周囲からの栄養剤の漏れなどがあります。**嘔吐や胃食道逆流の予防**には、注入中だけでなく注入後1～2時間程度は、注入時と同じ体位を保つことが必要です。そのため、注入終了すぐに仰臥位（まっすぐに寝る体位）にすることはできるだけ避けます。また、注入後すぐの入浴も避け、食後1時間以上はあけるようにしましょう。**下痢の原因**には、栄養剤の投与速度が速いだけでなく、栄養剤に水を混ぜることで起こることもあります。そのため、栄養剤と水は分けて投与します。水を投与するタイミングは、栄養剤を投与する30～40分前に終了するようにします。胃ろう周囲から漏れ出る場合や、皮膚トラブルやチューブトラブルが起こったときは、自己判断で対処せず訪問看護師やかかりつけ医に相談しましょう。

引用・参考文献

1) 鈴木裕ほか. 経皮内視鏡的胃瘻造設術ガイドライン. 消化器内視鏡ガイドライン. 日本消化器内視鏡学会卒後教育委員会編. 第3版. 医学書院, 2006, 310-23.
2) 日本静脈経腸栄養学会編. 日本静脈経腸栄養学会　静脈経腸栄養ハンドブック. 南江堂, 2011, 500p.
3) 城谷典保編. 経腸栄養管理のすべて：知りたいポイントがすぐわかる. 南江堂, 2008, 190p.
4) 嶋尾仁監修. 胃瘻造設（PEG）患者の看護ケア. 医学芸術社, 2010, 168p.
5) 西口幸雄ほか編. 胃瘻（PEG）ケアと栄養剤投与法. 照林社, 2009, 292p.
6) 岡田晋吾監修. 胃ろう（PEG）のケアQ&A. 照林社, 2005, 102p.
7) 蟹江治郎. 胃瘻PEG合併症の看護と固形化栄養の実践. 日総研出版, 2004, 174p.

（檀上 明美）

Q&A …7 逆流性食道炎に対して、薬剤治療以外の予防法や対処方法はあるでしょうか？

逆流性食道炎は、食道に胃酸が逆流して食道の粘膜を傷つけることで起こる炎症です。食べ物を摂取すると、口から食道を通り、胃へと運ばれます。このとき食道下部の括約筋が働いて、胃に入った食べ物が逆流しないように防いでくれます。しかし、遷延性意識障害の患者さんの場合、自分で食事をとるのは難しいことが多いことから嚥下運動の機会が減り、括約筋の働きが低下するため、また自分で体を動かせないことから腹部の圧力が上がりやすくなるため、逆流性食道炎が起こりやすくなります。

逆流性食道炎の症状には、胸やけ、胸痛、つかえ感などがありますが、自覚症状を訴えることができない患者さんの場合、嘔吐などの症状が出現してはじめて薬剤治療が開始されることもあります。これらを防ぐためには、遷延性意識障害の患者さんは「日頃から逆流性食道炎を起こしやすい」ということを念頭に置き、予防的なケアを行うことが重要になります。

表 逆流性食道炎予防のポイント

便秘予防	• 便が腸内にたまることで、胃や腸の中の圧が上昇し、逆流の原因となるので、排便の習慣をつける。 • 緩下剤も有用であるが、水分の補給や腸内環境を整えるためには乳酸菌飲料の摂取が望ましい。
姿勢（食事中以外）	• 背中が丸くなったり、おなかで姿勢が屈曲したりすると、腹部の圧力が上がりやすくなるため、姿勢に注意する。 • 自分で体を動かすことができないので、筋肉の緊張が強くなったり、関節が硬くなったり、また、体幹の筋力が低下して姿勢を保つことが難しくなったりすることから、体位変換の際に、他動的な関節の運動や枕やクッションなどを使用して良い姿勢が保てるように工夫する。
姿勢（食事中・食後）	• 経管栄養などで栄養補給をしている場合は、注入したものが胃から食道へ逆流するのを防ぐため、上半身を起こした姿勢で食事をする。 • 食後すぐに臥床の状態にするのではなく、1〜2時間程度は少し上半身を起こした姿勢を保つようにする。 • 液体よりも半固形などの栄養剤を使用することが、逆流防止に有効である。

（林 佳美）

Q&A...8 適切な水分摂取量は、体調、排尿量、排便量などからどのように決定するのですか？

1日に必要な**水分摂取量**は、尿量、不感蒸泄、糞便中の水分量の合計から代謝水を引いた値です（図）。発熱や下痢をきたした際には、不感蒸泄の増加、下痢、発汗によって必要な水分量が増すので[1]、その不足分の2分の1から3分の1の量を補充します。

また、脱水症では水分とともに塩分（ナトリウム）も喪失しているので、ナトリウムの投与も考慮します。**脱水症の判断の目安**として、体重減少、尿量の減少や濃縮、下痢や発汗の量の評価のほか、眼のくぼみ、皮膚の張りの低下（ツルゴールの低下：手の甲の皮膚を引っ張り、その盛り上がりが2秒以上たっても戻らない）、毛細血管再充満時間（capillary refill time：CRT, 爪の圧迫をやめても爪の色が白からピンクへの回復に3秒以上かかる）も参考になります[2]。

図 1日に必要な水分摂取量（体重50kgの場合）

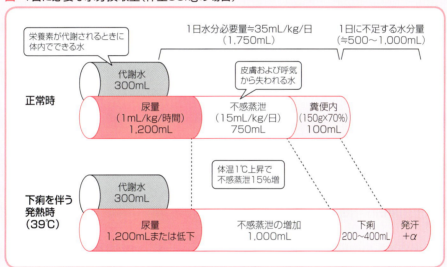

引用・参考文献
1) 山田昌興ほか. 経腸栄養を受けている患者において簡易的に水分補充量を評価する方法. 臨床栄養. 125(5), 2014, 661-7.
2) Shimizu, M. et al. Physical signs of dehydration in the elderly. Intern Med. 51(10), 2012, 1207-10.

（周郷 延雄）

3-1 排泄管理（尿道カテーテル管理）

1 適応

尿道カテーテル使用の適応は次のとおりです。
① 厳密な尿量測定が必要な場合（重傷者、術後など）
② 尿による汚染を防ぐ必要がある場合（陰部の手術後、お尻の皮膚の手術後や褥瘡が発生している場合など）

尿道カテーテルは留置期間が長いほど、**尿路感染症**を起こす可能性が増すため（連続して30日以上留置すると、患者さんの尿中にほぼ百パーセント細菌が検出されるといわれています）、長期留置を避けることが望ましいです[1]。

患者さんが在宅で過ごす場合には、上記の適応に当てはまることは少ないので、ほかの排尿方法（オムツの使用や間欠的導尿など）を検討することが望ましいでしょう。しかし、これらの方法は、患者さんのみならず介護者の安楽や睡眠、家事や外出など日常生活の制限につながりかねないため、止むを得ず尿道カテーテルを留置する場合もあります。

2 方法

尿道カテーテルの使用中には、尿路感染、尿路結石、カテーテルによる陰部の皮膚障害などを予防するように管理する必要があります。

1…感染の予防

- **蓄尿バッグ**が床と接触すると、排泄口から細菌が混入して尿路が感染を起こすことがあるので、床に接触しないように固定します（図1-①）。
- 尿を流出させるために、膀胱と蓄尿バッグに落差が必要なので、蓄尿バッグは常に膀胱より低い位置に固定します（図1-②）。また、落差をつけると尿の逆流が予防できるため、感染予防にもつながります。

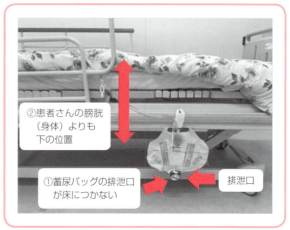

図1 蓄尿バッグの固定方法

① 蓄尿バッグの排泄口が床につかない
② 患者さんの膀胱（身体）よりも下の位置
排泄口

- 1日1回、弱酸性の石けんを使用して陰部を洗浄し、清潔を保ちます。
- 排泄された尿の状態を観察し、表1の症状に加え発熱があれば医療機関の受診が必要になる可能性があります。

表1 排泄された尿の観察ポイント

- 尿の色は濃すぎないか。
- 混濁（濁っている）や混入物（白くふわふわしたもの）はないか。
- 悪臭がないか。

2…尿路結石の予防

- 滞りなく尿が流出しているかを確認します。尿量は1日1,000〜1,500mL以上が望ましいとされています。
  ※突然尿の流出が悪くなったり尿に血が混ざったりしている場合は、**尿路結石**ができている可能性があります。
- 体位変換後には、カテーテルが折れたり閉塞したりしていないかを必ず確認することが大切です。
  ※体位変換後にカテーテルが身体の下敷きになって途中で折れていることが原因で、尿の流出が悪くなることがあります。

3…皮膚障害の予防

- 尿道カテーテルを正しく固定します（図2）。
- カテーテルが同じ場所を圧迫し続けないように、1日1回は固定の位置を変えたり、同じ場所に蓄尿バッグを置かないようにしたりして、カテーテル固定による皮膚障害を予防します。

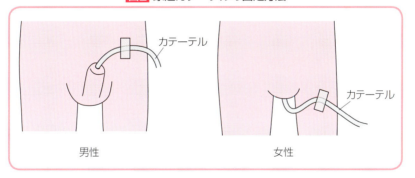

図2 尿道カテーテルの固定方法

男性　女性

3 してはいけないこと、してはいけない場合

尿道カテーテルには先端にバルーン（滅菌水で膨らむ風船）が付いていて、膀胱内でバルーンを膨らませることでカテーテルが抜けないようにしています（図3）。バルーンを膨らませたままカテーテルを引き抜いてしまうと、尿道を傷つけてしまう可能性があります。何らかの理由で尿が出なくなった場合でも、無理やりカテーテルを引き抜いてはなりません。また、カテーテルがベッド柵などに引っかかったまま体位変換をすると、カテーテルが引っ張られて抜けてしまうことがあるため注意が必要です。

図3 尿道カテーテルの構造

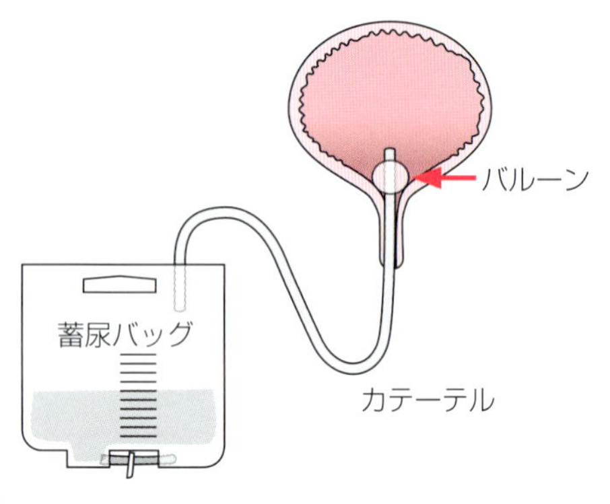

4 離脱の目安

尿道カテーテルからの離脱に明確な基準はありませんが、**尿路感染の予防**には長期的な使用を避ける必要があります。厳密な尿量測定、尿による汚染を防ぐための局所管理が必要なくなった場合（たとえば、お尻の褥瘡が治ったときなど）は、尿道カテーテルからの離脱を試みてもよいと考えられます。

ただし、在宅療養では、尿道カテーテル抜去の前に、患者さんの病態だけでなく介護者の負担も考慮し、尿道カテーテルが抜去可能か十分に検討する必要があります。

（藤城 尚美）

3-2 排泄管理（間欠的導尿）

1 適 応

間欠的導尿は、膀胱内にカテーテルを一時的に挿入して尿を排泄させる方法で、適応は次のとおりです。実施に関しては必ず医療従事者の指示に従います。

- 自力ではまったく排尿ができない場合
- 自力での排尿はできるものの、排尿後に100mL以上の尿が膀胱内に残ってしまう場合

2 方 法

1…準備する物

- カテーテル（膀胱内に挿入する管）※
- 潤滑剤※
- 尿を受ける容器（目盛りが付いているものが望ましい）
- 清浄綿※

※間欠的導尿の指示を出している病院から、1カ月分を月1回処方してもらえます。自分で準備せず、必ず病院から処方されたものを使用してください。

2…手 順

①水道での十分な手洗い、もしくは市販の手指衛生用消毒剤を用いた消毒を行います。

②カテーテルの先端（尿道へ挿入するほう）を潤滑剤に浸し、すぐに使用できるように準備します。

③衣類・下着を下げて、導尿がしやすいように環境を整えます。

④尿道口を清浄綿で拭きます（図1）。

⑤利き手でカテーテルを保持し、尿を受ける容器にカテーテルの先端と反対側を入れた後、先端を尿道口に挿入します。

⑥カテーテルの先端が膀胱内に入ると尿が流出します。尿の流出が止まったら、少しずつカテーテルを引き抜き（少しずつ引く抜くことで、膀胱内にたまっている尿が再度流出

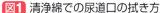
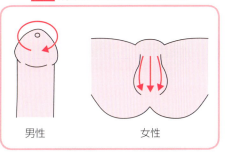

図1 清浄綿での尿道口の拭き方

男性　　女性

してくることがあります）、完全に尿の流出が止まったらカテーテルを引き抜きます。

※導尿した時間と尿量、自力で排尿（オムツ内を含める）した時間と尿量をメモ（表1）に残しておきます。医師が導尿の回数などを決める際の目安になります。

表1 排尿量確認時のメモの例

日　時		導尿量	オムツ内	備　考
○／□	8:00	350mL		
	13:30		多量	においが気になった。

3 してはいけないこと、してはいけない場合

間欠的導尿はカテーテルで尿道を損傷したり、尿路感染の原因なったりすることもあります。間欠的導尿実施の際に注意することを次にまとめました。

1…カテーテルの挿入困難

間欠的導尿は、前立腺肥大症や尿道狭窄がある場合には尿道を傷つける可能性があるため、注意が必要です。カテーテルが入りにくい、何かに当たって進まない、抵抗がある場合は、無理にカテーテルを挿入することはやめましょう。尿道を傷つけて出血してしまうこともあります。カテーテルの先端に血液が付着している場合は、尿道が傷ついている可能性があるため医療機関に相談しましょう。

2…尿路感染

間欠的導尿では、尿の排泄が不十分（1回の導尿量が300mL以下）な場合や、間違った導尿方法によって細菌が体内に侵入することで、尿路感染を起こすことがあります。また、排泄した尿に混濁や悪臭がある場合は、抗生剤の投与などによる感染に対する治療が必要になることもあるため、間欠的導尿を継続したまま放置せず、一度、医療機関を受診します。

4 離脱の目安

間欠的導尿からの離脱の目安は、導尿したときの尿量（患者さん自身による排尿後に、膀胱内に残った尿量）が100mL以下になることです。在宅で間欠的導尿を長期的に実施している場合には、尿検査や採血で腎臓の機能をチェックして導尿の回数や実施時間が適切かどうかを評価していく必要があります。導尿の回数を変更する場合や、離脱を試みる場合には、自己判断をせずに必ず医師の指示に従います。

（藤城 尚美）

3-3

排泄管理（排便コントロール）

1 薬物療法

　意識障害のある患者さんの多くは、便意を自覚して自力でいきむことができません。そのため、薬を使用して便をなるべく軟らかくし、排泄されやすい状態にする必要があります。排便のコントロールを行う薬は大きく分けて、①腸内容物に作用するもの、②腸自体に作用するもの、があります。腸内容物に作用するものは数種類あり、これらの薬を患者さんのお通じに合うように組み合わせて医師が処方します。

1…腸内容物に作用するもの

1）酸化マグネシウム（マグラックス®など）、クエン酸マグネシウム（マグコロール®など）

　腸の粘膜から便へ水を引き込み、便を軟らかくして便を増大させ、便通を促進する効果があります。習慣性や副作用が少なく、長期投与されることが多い薬です。ただ、投与量が多すぎると下痢になったり、お尻のただれの原因になったりすることがあるので注意が必要です。また、便に水分が多すぎると感じるときは、投与量を医師に相談しましょう。

2）カルメロースナトリウム（バルコーゼ®など）

　水分を吸収して便の量を増やすことによって、排便を促します。自然に近い排便が得られ、副作用もほとんどありません。投与の際には、十分な量の水分を一緒に摂取することが、十分な効果を得るためのコツになります。

3）ジオクチルソジウムスルホサクシネート（ビーマス®など）

　便に水分を浸透しやすくすることで、便を軟らかくし、排便を楽に行えるようにします。この薬だけでは効果が少ないため、ほかの薬と一緒に投与することが必要となります。

2…腸自体に作用するもの

1）センナ（センナ®、アローゼン®など）、センノシド（プルゼニド®など）、ピコスルファートナトリウム（ラキソベロン®など）

　腸の粘膜を刺激して、腸の動きを亢進させます。また、便から腸への水分吸収を抑制して排便を促します。投与後、比較的速やかに排便がありますが、内服後に腹痛を生じることがあります。習慣性があるため長期に内服する場合は注意が必要です。腸管が閉塞している可能性がある場合には、投与してはなりません。腸管の閉塞が起こっている場合は、おなかの張りや痛みが強く、ときには嘔吐することがあります。

2 自宅で家族ができる理学療法

意識障害のある患者さんは、活動量が少ないため腸の動きも弱くなります。自宅で家族ができる腸の動きを促す方法を紹介します。

1…身体をねじる運動（図1）

仰向けで寝た状態で両腕を横に広げ、膝を立てます。次に、膝を左右に倒して、腰から下をひねるようにします。このとき肩が浮かないように軽く押さえます。これをゆっくりと往復10回程度繰り返します。

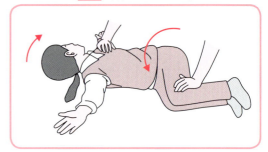

図1 身体をねじる運動

2…おなかの「の」の字のマッサージ

お臍の下から大腸の走行に沿って、「の」の字を描くように手のひらで1～2cm沈むくらいの力加減で10回程度マッサージをします（図2）。

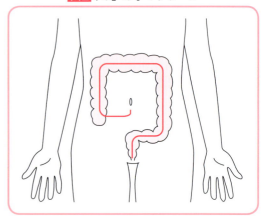

図2 「の」の字マッサージ

3…おなかを温める

衣服の上から温めたタオルなどをのせておなかを温めます。温めた後に、「の」の字マッサージを行うとより効果的です。温めたタオルを、直接おなかにのせたり、長時間のせたままにしたりすると、低温やけどを起こす危険性があるため、注意が必要です。

引用・参考文献（4章3-1～3共通）

1) 矢野邦夫監訳．カテーテル関連尿路感染の予防のためのCDCガイドライン．メディコン，2009.
2) 一般社団法人日本創傷・オストミー・失禁管理学会編．排泄ケアガイドブック．照林社，2017.
3) 角田直枝編．知識が身につく！実践できる！よくわかる在宅看護．改訂第2版．学研メディカル，2016.
4) 正野逸子ほか編．看護実践のための根拠がわかる在宅看護技術．メヂカルフレンド社，2015.
5) 穴澤貞夫ほか．排泄リハビリテーション：理論と臨床．山中書店，2009.
6) 西村かおる編．コンチネンスケアに強くなる排泄ケアブック．学習研究社，2009.
7) 本間之夫編．排泄・排便のトラブルQ&A 排泄額の基本と応用．日本医事新報社，2007.
8) 岡庭豊編．看護技術がみえる：臨床看護技術．メディックメディア，2014.
9) 小澤英雄．"高齢者のための排便体操"．排泄ケアナビ．ユニチャーム．
http://www.carenavi.jp（2018年1月閲覧）

（藤城 尚美）

Q&A…9 遷延性意識障害患者に尿路結石が多いのはなぜですか？また、その予防法や治療法があれば教えください。

尿の通り道を尿路（腎臓の中の腎盂・腎杯、尿管・膀胱・尿道）といい、ここにできる結石が**尿路結石**です。尿路結石は激しい痛み（疝痛）や尿を排泄しにくくなるため、尿路感染や腎機能低下の原因となります。結石の成分によっていくつかの種類がありますが、結石の80％はシュウ酸カルシウム、リン酸カルシウムなどのカルシウム結石です。尿路結石がつくられる原因として、食事の成分、水分の摂取不足、運動不足、尿路感染などがあげられます。遷延性意識障害の患者さんはこのような状態に陥りやすいため、尿路結石を合併することが多いのです。

● 尿路結石形成、症状出現の予防法

①食事の工夫と水分摂取：シュウ酸は腸の中でカルシウムと結合すると便となって排泄されますが、摂取量が多いと尿の中にも排泄されて、尿路でカルシウムと結合して結石をつくってしまいます。シュウ酸（肉類、ほうれん草、たけのこ、コーヒーなどに多く含まれます）の摂取を控え、カルシウム（牛乳、豆類、緑黄色野菜など）を多く摂取することで便へのシュウ酸カルシウムの排泄を促進します。水分が不足すると尿の濃度が高くなり、尿路感染も起こしやすくなるため結石ができやすくなります。一方、十分な水分摂取により尿の量を増やすと小さな結石は自然に尿と一緒に排泄されるので、十分な水分摂取は尿路結石の予防、症状出現の予防に有効です。

②運動療法：軽めの運動、とくに上下運動をすると、結石が砕けて自然に排泄されるため、遷延性意識障害の患者さんでは、体位交換、外からのバイブレーター刺激が有効です。

● 尿路結石の治療法

①薬物療法：結石の排出を促す薬による治療が行われます。尿管を広げて排出を促すお薬（ウラジロガシエキスなど）と、尿管の蠕動を弱めて排出を促すお薬（ブチルスコポラミンなど）があります。

②手術療法：内科的治療で結石が排泄しないときは結石破砕術が行われます。体外衝撃波、レーザーなどにより破砕が行われます。体外から「尿道口－尿道－膀胱」を経由して、背中－腎臓を経由して衝撃波、レーザーを照射して結石を破砕します。結石の位置や種類、大きさによって方法が選択されます。

(喜多村 孝幸)

Q&A …10 自力排尿より導尿がよい場合を教えてください。

排尿とは、腎臓でつくられた尿が膀胱にたまり、尿がたまったことを膀胱にある神経が脳に伝達して、尿意（尿をしたいという意思）を生じ、尿を排出することです。

遷延性意識障害の患者さんの場合、尿が膀胱にたまったという信号が脳に送られても、尿意を感じて行動に移すことができません。脳や脊髄などの中枢神経系が障害されている場合でも、末梢神経系だけが働いて、意思とは関係なく排尿筋が勝手に収縮して尿が出ることがあります。反対に排尿筋が収縮せず、尿が出にくくなることもあります。そのため、患者さんそれぞれの「障害部位や神経系の伝達によって、排尿の状況が異なる」ということを理解しておく必要があります。

導尿とは、尿がたまっている膀胱に尿道口から管を入れて、尿を排出する方法です。導尿には、排尿のたびに管を入れる方法と、専用の**膀胱内留置カテーテル**を尿道口から入れて、先端部分を膀胱内に留めることで常に尿を排出する方法などがあります。

表 導尿が必要な場合

排尿できない	・尿が排出できないと尿が腎臓に逆流して、感染を起こしたり、腎臓の機能を障害したりすることがあるため、膀胱内留置カテーテルなどを使用して、尿が出せる状態を維持する必要があります。
排尿はあるが、下腹部に硬いしこりのようなものが触れる	・排尿があっても、膀胱に多量の尿がたまった状態で漏れ出ている場合があります。そのような場合には、膀胱が大きく広がって緊満（尿がたまって膀胱内圧が高まった状態）して、下腹部に握り拳のようなものが触れることがあるので、導尿をして実際に膀胱内の尿の量を確認する必要があります。また、たまっている尿が多い場合は、膀胱内留置カテーテルを挿入する必要があります。 ・尿を排出するために下腹部を圧迫することは、膀胱破裂の危険性があるので控えます。
おむつによる皮膚炎や、仙骨・臀部の褥瘡悪化	・早期に皮膚状態を改善させる必要がある場合は、皮膚の湿潤や刺激を少なくします。また、膀胱内留置カテーテルを使用して、排尿で陰部や臀部の皮膚に尿が触れないようにします。
介護負担の軽減	・介護者にとって体位変換やおむつ交換の負担は非常に大きいものです。身体的な負担だけではなく、訪問看護やヘルパーなどを利用した場合の自己負担費用、おむつの費用など、経済的な負担もあります。 ・医療的視点からは正しいことではないのかもしれませんが、介護負担の軽減（おむつ交換の頻度の軽減など）を目的として、膀胱内留置カテーテルの使用を検討することもあります。

（林 佳美）

褥瘡管理

1 予防のためにするべきこと

1…褥瘡について

褥瘡は一般的に「床ずれ」といい、「寝床とずれ」が関係しています。睡眠時でも健康な人の場合は、寝返りを打ったり、長時間座った姿勢でもお尻を浮かせたりすることで自然と床ずれの予防をしています。

寝たきりの状態や自分の意思で身体を動かすことができなくなると、自身の身体の重みが加わり、とくにお尻の骨の出っ張った骨突出部（仙骨部や尾骨部）に体重がかかり、床ずれができやすくなります。また、車いすで長時間過ごす場合も自身で体勢を調整することができないと、お尻の骨（坐骨部）に体重が加わり、お尻の位置がずれることで床ずれにポケットをつくり、床ずれの治療に長期間を要する場合があります。

2…褥瘡のできる理由

褥瘡は患者さんの状態だけが影響するのではなく、環境・ケア要因、人的・社会的要因も複合的に関係して発生します。

3…褥瘡のできやすい部位

褥瘡は身体の姿勢によってできやすい部位が変わります（図1）。また、関節の拘縮があると体重のかかりやすい部位に偏りが出てきます。そのため関節の拘縮がある場合は注意が必要です。

4…褥瘡の予防

1）寝床の環境を整える

褥瘡予防・発生後のケアのために使用する**体圧分散用具**があります。体圧分散用具は身体や骨突出部を**沈み込みや包み込み**によって体にかかる圧力を低くしたり、接触部位を変えることにより接触圧を低くしたりするものです。自力での体位変換が行えない場合はエアマット（圧切り替え型エアマットレス）を使用することがすすめられています。

2）寝返りを介助する

長時間の圧迫を避けるために定期的に体位変換を行います。時間の目安は2時間ごととされていますが、先ほど述べたエアマットレスを使用している場合は4時間を超えない範囲での体位変換を行います[1]。夜間の睡眠時や体位変換を介助するマンパワーが足りない場合な

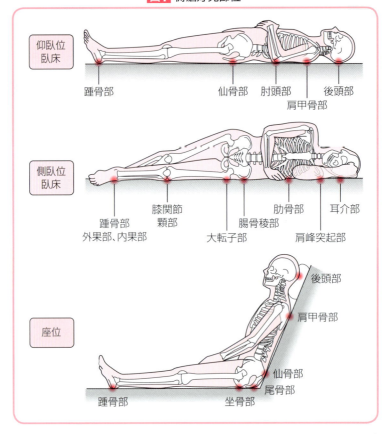

図1 褥瘡好発部位

（真田弘美ほか編．NEW 褥瘡のすべてがわかる．永井書店，大阪，2012，367．）

どは、体位変換の間隔を調整して褥瘡予防に努めます。スケジュール表を作って体位変換をチェックすると、実施忘れの防止対策になります。

　一般的には、仰向け、右向き、左向きを順番に行います。体位変換を行うときは先に示した褥瘡のできやすい位置を理解して、骨突出部に圧迫が加わらないように体位を整えます。体位を保持するためにクッションの使用も大切です。体位変換をした後は、皮膚の状態を確認して持続する発赤がないかを確認します。発赤がある場合は体位変換の間隔を短くしたり、マットに当たる部分の除圧ができているかを確認します。

　車いすでは、患者さん自身でできる場合は15分ごとにプッシュアップや**前傾位**をとるようにして、できない場合は1時間以内の間隔で坐位姿勢を変換することがすすめられています[2]。

3）スキンケア

　寝たきりの患者さんはおむつを使用することが多く、おむつの中は高温・多湿になります。そのため、おむつを使用しているとお尻周りの皮膚はふやけ（浸軟）が起こり、非常に脆弱な状態になります。その状態に体位変換やおむつ交換などでずれや摩擦が加わると、褥瘡が

発生しやすくなります。そのためできるだけ皮膚を健康に保ち、尿や便から皮膚を保護するケアが必要になります。

スキンケアの基本は、洗浄、保湿、保護です。ただし、洗いすぎは皮膚表面の皮脂膜を洗い流し、皮膚のバリア機能を低下させます。おむつ交換の度に陰部洗浄を行うことは避け、1日に1～2回程度にしましょう。

洗浄に使う洗浄剤は弱酸性のタイプを選び、よく泡立てて優しく丁寧に洗います。決して皮膚をごしごしこすらないようにしましょう。洗浄剤は十分に洗い流します。洗浄後の皮膚は乾燥するので**保湿剤**を塗布します。このとき、おむつを使用している場合は尿や便をはじく効果のある**撥水性のある保護剤**を使用すると効果的です。

4）栄養を整える

栄養のバランスを整えることは褥瘡予防にとって重要です。栄養価の高い食事（高エネルギー・高タンパク質）が望ましいです。1日に必要なエネルギーは体重1kg当たり25～30kcal[3]とされています。これは目安なので、全身状態や疾患によって必要な栄養素の配分、適切な量が異なるので、医師と相談して食事内容を決めます。

経管栄養を行う場合は、ベッドアップをしたり、車いすで数時間の注入が必要だったりするため褥瘡ができやすくなります。したがって、注入時間を短くするために使用する栄養剤の形態も工夫することが必要です。また水様便や下痢になるとおむつかぶれや褥瘡につながることがあるので、栄養剤の保管方法や注入速度などにも注意が必要です。

引用・参考文献

1) 日本褥瘡学会. 褥瘡ガイドブック. 第2版. 照林社, 2015, 163-4.
2) 前掲書1). 189.
3) 前掲書1). 138-140.

（河口 美幸）

2 褥瘡（床ずれ）の治療

褥瘡の治療法には、塗り薬（外用薬）、ドレッシング、消毒・洗浄、手術の4つがあります。

1…塗り薬

褥瘡治療の塗り薬には、さまざまなものがあります。塗り薬の成分は、基となる成分（基剤）に薬効成分が溶け込ませてありますが、基剤の性質が重要です。また、塗り薬の種類の選択は、傷の深さ、滲出液の量、感染の有無を考慮して医師が決定します。基剤には次の3

種類があり、褥瘡の塗り薬を選択するうえで、重要なポイントです。

- 油脂性：油分により創面を保護する。
- 乳剤性：乾燥した組織に水分を与える。
- 水溶性：滲出液を吸収する。

2…ドレッシング

ドレッシング材とは傷を覆い、保護するための医療材料です。傷の保護、傷の治癒を促進、痛みの緩和、滲出液のコントロール、傷が治るのに最適な湿潤環境を維持するなど目的はさまざまで、抗菌作用があるものもあります。交換の間隔は、医師、看護師、薬剤師などが判断しますが、傷から染み出すほどの汚れがある場合は早めに交換しましょう。

3…消毒・洗浄

傷と傷の周りに付着している汚れを洗い流すことが大事です。傷の周りに石けんをつけて洗浄する方法もありますが、その際も人肌程度に温めた十分な量の水道水で石けん成分を流しましょう。水道水は飲み水にも使用されており、新しいものであれば問題はありません。消毒に関しては、ポピドンヨード（イソジン®）で治療したほうが経過がよいとの報告もありますが、ほとんどの消毒は人体の細胞に対して毒性をもっています。水道水でしっかり洗い流すことでも十分な効果は得られます。

4…手　術

手術には、ポケット切開、外科的デブリードマン、再建術などがあります。

1）ポケット切開

ポケットは深い褥瘡の際に形成することがあり、ポケット最深部に壊死組織（血流が通わず死んでしまった組織）が残存しやすいといわれています。ポケットを切開することにより内部を十分に処置しやすくなります。

2）外科的デブリードマン

傷にくっついて治りを悪くしている壊死組織を、メスなどで切り採ることをいいます。

3）再建術

患者さん自身の皮膚を用いて傷を閉じる手術です。患者さんの全身状態や、日常生活動作（ADL）を考慮して手術を決定します。とくに、再建術は骨まで達しているなど深い褥瘡に対しては有用性は認められていますが、再発予防を徹底しなければ容易に再発します。医師の十分な説明のもとに慎重に判断していくことが必要です。

3　注意点

1…体圧分散寝具、ポジショニング枕

褥瘡は同じ部位が圧迫され、摩擦などの外力が加わって発生します。褥瘡の予防と同様、

褥瘡が発生した部位を長時間圧迫しないように、身体の向きをこまめに変え、持続して外力が加わらないような体圧分散寝具が推奨されます。円座の使用はかえって周囲の皮膚を引っ張り、円座との接触部位が虚血になるので使用しないようにします。とくに褥瘡ができた部位に2〜4時間以上持続して外力を加えないように、体位変換を行ったりポジショニング枕を挿入したりしましょう。

2…褥瘡治療の塗り薬、ガーゼ交換、ドレッシング交換

ガーゼ交換を行うように指導を受けた場合、滲出液の量にもよりますが、ガーゼはなるべく薄めにします。市販のガーゼをはさみなどで切り、傷から3cm程度大きく貼付します。薬は傷より大きく塗布はせず、傷の大きさに合わせて塗布します。薬によっては、褥瘡になっていない皮膚を傷めてしまうことがあります。

また、褥瘡が治癒したあと、再発した際に同じ軟膏が使用できるかの判断は、医療従事者に任せます。使用期限も記入されていますが、劣化や、細菌の繁殖のリスクがあるため、1年以上前に開封して使用した塗り薬は使用しないようにしましょう。

3…深部組織損傷（DTI）または、褥瘡の感染

褥瘡は、ときに「赤いだけ」「皮膚が少しめくれただけ」と思っていたものが急激に悪化し、骨にまで傷が達することがありますが、これを**深部組織損傷**（deep tissue injury; DTI）とよびます。傷の周りの皮膚がぶよぶよする、熱感や冷感がある、発熱がみられる場合は早急に医療従事者に相談しましょう。早期発見・早期治療が必要です。主治医等の判断で問題はないのですが、原則1日1回、傷周囲を洗浄し、傷の周囲の蛋白質や、残っている軟膏、傷の中の細菌を流してからガーゼなどを交換します。

引用・参考文献

1) 坪井良治ほか. 褥瘡予防・管理ガイドライン. 第3版. 日本褥瘡学会誌. 14(2), 2012, 165-226.
2) 門野丘史ほか. 褥瘡予防・管理ガイドライン. 第4版. 日本褥瘡学会誌. 17(4), 2015, 487-557.
3) 真田弘美ほか. 踵部の褥創予防における円座の有効性の検討. 看護教育. 39(11), 1988, 892-903.
4) 真田弘美ほか. 褥瘡を有する高齢者の創周囲皮膚における石鹸洗浄の有効性の検討. 日本褥瘡学会誌. 2, 2000, 32-9.
5) 宮地良樹ほか編. よくわかって役に立つ褥瘡のすべて. 永井書店, 2001, 125-6.
6) 褥瘡学会一般むけ、ホームページ
   http://www.jspu.org/jpn/patient/cure.html （2018年1月閲覧）

（鈴木 華代）

5-1 在宅リハビリテーション（遷延性意識障害患者における拘縮）

1 原因

　拘縮とは、関節が動かせない・動かしていないために固く動かなくなってしまった状態です。骨折をしてギプスで固定した後のことをイメージしてみてください。しばらく固定していると、ギプスをはずした後も固定されていた関節は、筋肉の痩せ、痛みによるためらい、動かしていなかったことによる固さが生じて動かしにくくなっています。

　専門的にいうと、**不動・廃用性萎縮**が起こり、皮膚、骨格筋、関節包、靱帯などの関節周囲軟部組織が器質的に変化し、その柔軟性や伸長性の低下が起こります[1]。このようなことが強調された状態が**関節拘縮**といえます。

　遷延性の意識障害があるときの**関節拘縮の原因**には、脳組織・脊髄の損傷による麻痺に伴う不動、**痙縮**（脳や脊髄の損傷に伴う筋肉のつっぱり）、外傷に伴う関節の損傷による関節の動く範囲の制限があげられます。関節を動かしていないと筋肉・皮膚の短縮を認め、また関節自体が固くなるわけです。

　意図的な安静では、ある程度の筋収縮が行われますが、意識障害の場合には曲げたり伸ばしたりの筋収縮が起こらないため、**筋力低下**が起こりやすくなり[2]、拘縮も強くなります。いったん拘縮が起こると、痙縮を改善させても関節の動かせる範囲が狭くなります。

引用・参考文献

1) 沖田実. 関節可動域制限の発生メカニズムとその治療戦略. 理学療法. 41, 2014, 523-30.
2) 園田茂. 不動・廃用症候群. Jpn J Rehabil Med. 52, 2015, 265-71.

（山下 史朗）

2 予防方法

1…ポジショニング

　ポジショニングとは、快適で安定した姿勢や活動しやすい姿勢に体位を整えることで、ポジショニングは拘縮予防の第一歩です。日本褥瘡学会では「運動機能障害を有する者に、クッションなどを活用して身体各部の相対的な位置関係を設定し、目的に適した姿勢（体位）を安全で快適に保持すること」と定義されています[1]。

　寝たきりで動かない状態が続くと全身の**筋緊張**（筋肉が収縮して力の入った状態）が強くなり、拘縮が起こります。**拘縮予防のポジショニングでは、筋緊張を防ぐことが重要です。**人の体は重力を受けているため、どのような姿勢でもその姿勢が崩れないように、無意識のうちに緊張の高まっている筋肉があります。そのため、2時間程度を目安に体位を変え、ポジショニングを行うことは、**褥瘡（床ずれ）の予防**だけではなく、**拘縮予防のためにも**非常に重要です。

　不安定な姿勢で筋緊張が高まらないようにするためには、いずれの体位においても「①脊柱（背骨）のねじれ・傾きをなくす。②体とマットレスの間の隙間を埋める」の2つが拘縮予防のポジショニングのポイントになります。また、日中は車いすに座るなど、ベッドから離れて過ごす時間を設け、長期臥床の弊害を防止することも大切です。

1）仰臥位（仰向け）

- 枕は、顎と首の間の隙間に指3〜4本程度入るように調整します。
- 顎が上を向いて後ろにのけぞる姿勢では、唾液の飲み込みがスムーズにできず、誤嚥（食道ではなく気管に入ること）しやすくなってしまいます。
- 円背（猫背）の場合、肩の後ろにもクッションを当てて、隙間ができないようにします。また、左右どちらかに傾きやすくなるため、体の両側にクッションを入れます。
- 首や背骨のねじれ・傾きは、クッションを当てて修正します。
- 腕が浮いた状態にならないように、腕の下にクッションを入れて腕を支えます。麻痺がある場合、麻痺側の肩が落ち込みやすいため、肩の下から支えるようにします。
- 踵の床ずれ予防のためにと、足首の下だけに枕を当てるのはよくありません。軽く膝を曲げ、足の裏側とマットレスとの隙間全体が埋まるようにクッションを入れます。半身麻痺がある場合、股関節の外側にタオルを挟んで固定すると、麻痺側の足が外側に開くのを防ぐことができます。
- ベッドの頭側を20〜30度程度上げると、腹部や大腿の緊張が和らぎ、呼吸がしやすくなります。ただし、長時間頭を上げたままにすることは褥瘡の原因になるので、注意が必要です。

2) 側臥位（横向き）

①30度程度の側臥位

- 一般的に、褥瘡予防に最も効果があるとされている角度です。30度程度体が傾くように肩から背中にクッションを当てていきます。
- 骨盤と顔の向きを同じ方向へ向けて、ねじれをつくらないようにし、背骨が左右に傾かないようにします。
- 腕が浮いた状態にならないように、腕の下にクッションを入れて腕を支えます。
- 麻痺側を上にする場合、麻痺側の肩が落ち込みやすいため、肩の下をしっかり支えます。

②完全側臥位

- 首が横に傾かないように、肩幅に合わせて枕の高さを調整します。
- 大きめのクッションや畳んだ布団を抱きかかえるようにし、足は曲げた状態で間にクッションを挟みます。
- 後ろに軽く腰を引くと姿勢が安定します。
- 麻痺側を上にする場合、背中側に倒れないように背面にもクッションを入れます。麻痺側を下にする場合、腕が体の下に入り込まないように注意します。

③腹臥位（うつ伏せ）に近い側臥位

- 腕を曲げて、体の前半分が大きなクッションにもたれかかるようにします。
- 下になる側の肩は、体重がかからないようにしっかり背中側へ抜き切ります。
- 顔はもたれている側に向けます。麻痺がある場合は、麻痺側を上にします。

3) 車いす

- ベッド上でのポジショニングと同様、隙間を埋めることを意識します。
- 体が左右どちらかに傾く場合、クッションやロール状にしたバスタオルを入れて、背骨がまっすぐの状態になるようにします。首が傾いたり、ねじれたりする場合も首が正面を向くようにタオルなどで調整します。
- クッションで腕を支え、腕が不安定にならないようにします。
- フットレスト（足のせ台）を調整し、膝関節・足関節（足首）がおおむね90度になるようにします。足底がしっかりと着くことは尖足の予防にもなり、また足底からの刺激は意識への働きかけにもなりえます。

4) その他

- 手指を強く握りしめて爪が食い込むような場合、タオルを丸めたハンドロールを使用することもありますが、筋緊張を強めるため、近年ではあまり使用されていません。

2…関節可動域訓練（ROM訓練）

関節には動かせる範囲があり、これを**関節可動域**といいます。関節可動域を保ちながら拘

縮を予防する目的で行われるのが、**関節可動域訓練**とよばれる**関節の曲げ伸ばし訓練です**（表1、表2）。痛みは反射的に筋緊張を亢進させてしまうので、ひとつの動作に5〜10秒くらいの時間をかけ、痛みを起こさせないようにゆっくりと関節を動かすことが重要です。訓練は一度に10回程度で、これを1日に1〜2回行います。

臥床による関節の拘縮は「肩関節、股関節、膝関節、足関節（足首）に起こりやすい」といわれているため、これらの関節を優先して行うとよいでしょう。

表1 上肢（腕）の関節可動域訓練

肩関節	①垂直に前方へ挙上する：片方の手を肩に添え、もう片方の手で肘関節を下から持ち、腕を支えながらゆっくりと、垂直方向に挙上する。 ②水平に横方向へ挙上する：片方の手を肩に添え、もう片方の手で肘関節を下から持ち、腕を支えながらゆっくりと、水平方向に挙上する。
肘関節	片方の手で肘を下から支え、もう片方の手で手首を持ち、肘関節の曲げ伸ばしを行う。
手関節	片方の手で手首の下を持ち、もう片方の手で掌を持ち、手首を前後に曲げる。
指関節	片方の手で手首の下を持ち、もう片方の手で指全体を包み込むように曲げた後、指を開くように伸ばす。

表2 下肢（足）の関節可動域訓練

股関節と膝関節	①片方の手で膝を固定し、もう片方の手で踵を持ち、股と膝を動かす。 ②膝と踵を支え、ゆっくりと足全体を持ち上げる。 ③膝と踵を支え、ゆっくりと外側へ開く。
足関節（足首）	片方の手で足首を固定し、もう片方の手で足裏を持ち、足関節（足首）を前後に動かす。

引用・参考文献

1) 日本褥瘡学会. 用語集：ポジショニング.
http://www.jspu.org/jpn/journal/yougo3.html#positioning （2018年1月閲覧）
2) 神奈川県総合リハビリテーション事業団ほか編著. 実践！リハビリテーション看護. 第2版. 照林社, 2008, 29-41.
3) 伊藤亮子監修. 快適姿勢をサポートするポジショニングコンパクトガイド. 株式会社ケープ.
https://www.cape.co.jp/basics/guide （2018年1月閲覧）
4) 塩川芳昭ほか編. 見てわかる脳神経ケア. 照林社. 2013, 103-4.
5) 田口芳雄監修. 脳卒中リハビリガイド：生活の質を高める100のコツ. 学研メディカル秀潤社, 2008, 120-5.
6) 田口芳雄ほか編, 最新脳卒中患者ケアガイド. 学研メディカル秀潤社, 2007, 138-43.

（竹内 奈美）

3　拘縮に対するリハビリテーション以外の治療法

　リハビリ以外で行える**拘縮の治療**は、すなわち**痙縮の治療**になります。痙縮は、筋肉が緊張しすぎることによる運動障害です。上腕であれば、常時、力こぶができるほど力が入る状態が勝手に起こっています。このようなことが、さまざまな筋肉で認められます。

　拘縮に対するリハビリ以外の治療を次に示しますが、実際にはこれらの治療を併用して行うこともあります。

1…薬物療法

　チザニジン、バクロフェン、ジアゼパム、ダントロレンナトリウム、トルペリゾンの内服があげられます[1]。内服は使用が簡便な反面、痙縮が強い場合には単独での効果が得られないことがあります。

2…ボツリヌス療法（ボトックス®療法）

　ボツリヌス毒素（食中毒の原因菌でもあるボツリヌス菌がつくりだす天然のタンパク質を成分とする薬です。菌そのものを注射するわけではないので、感染の危険はありません）を痙縮がある筋肉に注射します[2]。

　現在、国内では痙縮に対してボツリヌス療法に使える薬剤は**ボトックス®**だけで、とくに痙縮が局所的な場合により効果がわかりやすく、通常3～4カ月効果は持続します。3カ月以上の間隔をあけて再度注射できるので、効果が弱くなった場合や痙縮の改善が不十分な場合にも繰り返し注射ができます。注射できる量は上肢のみでは240単位、下肢のみでは300単位、1回の注射で上下肢を合わせて360単位までという制限があるので、痙縮が四肢に及ぶ場合には十分量が使えないという問題があります。

　注射する筋肉を正確に同定するには神経刺激装置や超音波を用いますが、痙縮が強く表面の筋肉の場合は手で触れることで十分に同定できます。ボツリヌス療法による症状改善例を次に示します（表3）。

表3 ボツリヌス療法による具体的な症状改善例

緊張を和らげる投与部位	症状改善例
大胸筋・上腕二頭筋など	上肢で胸郭が圧迫されているときに、呼吸が改善される[3]。
大胸筋など	脇が締まって着替えがしにくいときに、脇が開きやすくなる。
上腕二頭筋など	肘の曲がりすぎで肘が伸びにくく、肘の内側の清潔が保てない、着替えがしにくいなどのときに、肘が伸びやすくなる。
浅指屈筋、深指屈筋、長掌筋、虫様筋など	手指の筋肉の緊張が強いために手の握り込みがあり、手のひらを清潔に保てない、爪が切りにくいなどのときに手指が伸びやすくなる。
内転筋群など	足が内股になっておむつ交換が難しいときに、内股状態が改善され、おむつ交換が容易になり、交換時間も短縮される。

3…バクロフェン持続静注療法

痙縮が重度で複数の箇所に及ぶ場合にはよい適応となります。腹部にポンプ、そこから脊髄の髄液腔までカテーテルを埋め込みます。ポンプにバクロフェンという薬剤を入れ、持続的に薬剤が髄腔に注入されることで痙縮が改善します。ただし、埋め込むための手術およびポンプに薬剤を補充するための定期的な通院や、ポンプやカテーテルに問題がないかのチェックが必要となります。

4…末梢神経縮小術

実際に痙縮している筋肉を支配している運動神経を露出し、その神経を細くすることにより痙縮の作用を和らげる手術です。ボトックス療法とこの手術を併用する場合もあります。

更衣がしやすくなる、清潔を保持する、坐位がとりやすくなるように姿勢を改善することなどが痙縮の治療で可能です。ただ、薬物療法・手術療法のいずれを行った場合でも、リハビリを併用することが効果を高め、長持ちさせるためにとても大切です。

引用・参考文献

1) 日本脳卒中学会 脳卒中ガイドライン委員会編. 脳卒中治療ガイドライン2015. 協和企画, 2015, 295-8.
2) 木村彰男編. 脳卒中の後遺症 手足のつっぱり（痙縮）の治療について. グラクソ・スミスクライン. 2017, 14.
3) 伊藤守. 在宅における治療の実際と工夫①. 脳卒中上下肢痙縮 Expert ボツリヌス治療：私はこう治療している. 正門由久ほか編. 診断と治療社. 2013, 154-9.

(山下 史朗)

5-2

在宅リハビリテーション
（家族でできるリハビリテーション）

1 起き上がり、移動時の援助方法

　一日のほとんどの時間をベッド上で生活することは、身体の関節の拘縮だけでなく、臓器が十分に機能しなかったり萎縮したりして、さまざまな合併症を起こしてしまいます。しかし、長い時間寝たままの状態からいきなり起こしてしまうと、血流の変化から低血圧や呼吸状態の悪化などの危険を伴います。さらに、拘縮や筋肉の緊張が強い場合、**身体のゆがみ**が生じ、いざ起き上がった際に身体の一部に負担がかかり、痛みやほかの筋肉の緊張、褥瘡などの原因にもなります。

1…身体のゆがみを正す

　ベッド上で寝たままになっている状態から起きるための身体づくりが必要です。ベッド上で寝ているときの姿勢はどうでしょうか。上半身だけ横を向いているけれども下半身は上を向いている、もしくはその逆だったりすることがないように、体位変換の際は常に身体のゆがみをつくらないことが大切です。頭の向きと左右の肩のラインと左右の骨盤の横のラインが平行になっているかを確認するとよいでしょう。枕が低すぎると、嚥下しにくい姿勢になったり、起き上がったとき**姿勢のゆがみ**の原因になったりします。

　身体のゆがみは疾患からくるものもあり、避けられないことがあります。そのような場合は、枕の当て方を工夫し、身体のゆがみによりできた隙間に枕やタオルなどを当てるようにします。遷延性意識障害の患者さんでは、体位変換の後も続く筋緊張の増強、表情に力が入っているなどの場合はゆがみや苦痛を表わしていることがあり、穏やかな表情、緊張が緩くなる体勢を維持することが大切です。

　全身状態が落ち着いたできるだけ早い段階から、昼間は血圧や呼吸のパターン、酸素飽和度などをみながら頭部を挙上し、下肢をベッドから下ろして坐位の姿勢になる時間をつくり、**離床**にむけて働きかけていきましょう。

2…端坐位（ベッドの端に両下肢を下ろした状態で座る動作）

1）工　夫

　寝ている状態から端坐位になる場合、介助者が力任せに起こしてしまうと、遷延性意識障害の患者さんと介助者の両方に負担や苦痛が伴います。ベッドが平らな状態であれば頭部から肩を支え、両膝を抱えるようにして、相手の近くで重心を低くした状態で起こすようにしま

す。リクライニングベッドであれば上半身を起こしてからベッドの端に下肢を下ろすようにします。

2）注 意

　注意したいのが血圧や呼吸の状態です。医療機器やマンパワーの少ない在宅リハビリテーションの場合では、表情や顔色、反応の有無なども重要な指標になります。また、食後は嘔吐を誘発する場合があるため、食直後の移動はなるべく避けます。長い期間寝たままの状態になっていたために、頚部の筋力が衰えて保持できない場合は、頭部が急に前屈したり後屈したりしないように注意が必要です。起き上がりの際や端坐位になった後にも、全身の筋肉の緊張により身体が後ろに反る姿勢になることがあるので、ベッドからの転落の危険性もあります。ベッドの高さなど環境面の調整や筋の緊張の度合いをみながら身体を起こす必要があります。

3…移動動作

1）工 夫

　身体を起こす方法や**移動動作の介助方法**はさまざまです。その理由として、患者さんと介助者の体格差・年齢差・性別の違いによるものなどがあげられます。リハビリの療法士に介助に適した方法を聞いておくことも、介助者の負担や患者さんの苦痛を軽減するためのひとつの方法です。また、遷延性意識障害の患者さんの各関節に関して、動かせる範囲を十分理解して行う必要があります。

　体幹の緊張が強く、端坐位になると身体が後方に反ってしまう場合、体格差がある、介助者の数が少ないなどの場合は、**介護用リフト**や**移乗用具**を用いると安全で、介助者側の負担が減ります。支えの有無にかかわらず端坐位が可能な場合は、**スライディングボード**などを用いることで、臀部にかかる摩擦や皮膚の擦れを最小限にして移動することができます。スライディングボードがない場合は、足の位置などに注意し、相手の近くで重心を低くし、抱えるように移動しますが、介助者の腕の力だけで移動させたり、介助者の腰に負担がかかっていたりする場合は方法を見直す必要があります。

2）注 意

　ほかの患者さんの移動動作を見よう見まねで行ったりすることはやめましょう。また、介助者に体力がある場合も、力任せに介助を行うと腰に負担がかかって腰痛などの原因になるので、注意しましょう。

　筋肉の緊張が強い場合は、日々どのようなタイミングで全身の緊張が強くなるのかなどを把握しておくと、その動作を避けることで安全でかつ容易に、かつ介助者の負担も軽減しながら移動動作ができることもあります。

2 拘縮予防のためのリハビリテーション

　ふだん、私たちが緊張しているときに、身体をなでられるとリラックスでき、逆に、突然力強い圧力などで肩をもまれたりすると驚いて身体の緊張が強くなったり、こわばったりします。覚醒してほしいからと、刺激を加える目的で力強くもんだりするのは、疼痛を伴っていたり、意思疎通が困難であったりする状態では、かえって身体の緊張を助長させてしまいます。

1…身体に「触れる・見る」ことで観察する

　過度の緊張をほぐすように、寝ている状態で全身から指先まで、または指先から体幹に向かって適度な圧をかけてゆっくりと触るようにしていきます。保湿剤を塗る際に行ってもよいでしょう。そのときに、熱はないか、呼吸の状態はどうか、皮膚は乾燥していないか、さらには発赤など皮膚に異常がないか、ふだんと身体の緊張は強くないかなどについて「触れる・見る」ことが大切になります。

2…拘縮予防の運動

　関節によって動かせる範囲は異なります。それぞれの関節の動く方向や範囲を理解しましょう。

1）関節の動かし方の注意

　関節の拘縮や筋肉の緊張によって、ふだん私たちが動かせる範囲より狭いことがあります。その場合は、どの程度まで動かすことができるのかを知る必要があります。力を加えれば動かせるからと無理に動かしてしまうと、苦痛を伴うだけでなく、関節に支障をきたしたり、場合によっては骨がもろくなっていることで骨折の原因にもなったりします。一方の手で関節を包み込むように保持し、もう片方の手でゆっくり動かすようにしましょう。

2）手指の関節運動

　手指の関節運動の際は、指先を保持して動かすと握る力が強くなることや指先だけが反るような動きになることがあるので、指の付け根の部分からゆっくり開くように動かしましょう。親指は、拇指球（親指の付け根の手掌）の部分からゆっくり開くように動かします。手掌の部分は手根部から指の付け根までをゆっくり開くようにします。なかなか手が開きにくい場合は、入浴の時間などを用いて関節運動を行ったり、部分的に手浴などをする際に行ったりしましょう。手や足を重点に動かすことが多いかもしれませんが、肩関節や股関節なども動かせる範囲に合わせて動かすようにしましょう。

3）筋肉をもみほぐす

　筋肉をもみほぐしたりさすったりする場合には、力をかけすぎたり、長時間同じ場所ばかりを行ったりしないように注意しましょう。運動をする際は、20～30秒程度かけてゆっくり

曲げたり伸ばしたりするように動かします。筋肉は硬くなってしまうと、血流が悪くなる原因になったり、日常生活場面では衣服の着脱に支障をきたしたりします。関節運動をする際、筋肉が伸びたり縮んだりしていることも意識して動かすようにしましょう。可能であれば、訪問リハビリテーションの療法士が来られるようであれば、個々に合った運動の仕方を聞いておきましょう。くれぐれも見よう見まねや、「刺激のため」といって力いっぱい運動を行うことだけは避けましょう。

4）指示動作が少しでも可能な場合

離握手などの指示動作が少しでも可能な場合は、自分で動かすように働きかけも行います。握りやすいボールなど物を使って自分で動かしてもらうのもよい刺激となります。

疾患や障害の程度によっても、動かせる範囲や拘縮の程度、筋緊張の度合いはざまざまです。訪問リハビリテーションを利用している場合でも、「療法士がやってくれるから大丈夫」と思わず、家族で実施することが大切です。たとえば体位変換の際に全身の運動を行うと身体の緊張がほぐれるとともに、体位変換によってできた皮膚のずれを戻す働きがあるので褥瘡予防にもなります。

季節や覚醒状況などさまざまな要因によっても、関節の動く範囲や緊張の度合いなどに微妙な違いがあるため、日々の運動の中で違いを知り、力の加減などを調整するとよいでしょう。先にも述べましたが、「触れる・見る」ことを意識して少しの変化に気づけるようにしましょう。今の状態を維持する目的だけでなく、少しでも関節の可動域を広げるように、さらに何かしらの生活動作の改善につなげられるように、根気よく継続することが大切です。

引用・参考文献

1）田中義行監修. オールカラー 介護に役立つ！写真でわかる拘縮ケア. ナツメ社, 2016, 28-35.
2）林裕子. 意識障害・寝たきり〔廃用症候群〕患者への生活行動回復看護技術（NICD）教本. 日本ヒューマン・ナーシング研究学会編. メディカ出版, 2015, 177-88.
3）隆島研吾. 関節がかたくなるのを防ぐ！. 新版家庭でできるリハビリテーション. 法研, 2013, 21-3.

（櫻木 千恵子）

3 嚥下訓練

遷延性意識障害の患者さんの**摂食嚥下障害の原因**はいくつか考えられます。

- 意識覚醒が十分でないこと
- 意識は覚醒しているが活動するための意欲が全般的に低下していること
- 脳の損傷により摂食や嚥下に関係する筋肉や神経が十分に働かないこと
- 上記の状態を含め、口から食べない期間が長くなり廃用性の機能低下を起こしていること

意識障害があると、経管栄養（経鼻、胃ろう・腸ろうなど）が行われることが多く、摂食嚥下訓練の対象外となる場合も多々みられます。摂食嚥下訓練の目的は、安全に口から食べられるようになることですが、意識障害の患者さんでは、まずは本人の好きなものを楽しむ程度に食べられる状態を目指します。摂食嚥下訓練は段階的に行いますが、脳損傷の程度や意識障害の期間、全身状態などにより摂食嚥下の回復の状態は異なります。なお、摂食嚥下訓練は窒息や誤嚥など、生命に関わることもあるので訓練の開始時期や方法などは、医師、看護師、言語聴覚士などの専門職と必ず相談しながら行ってください。

1…体を整える準備

意識障害の患者さんでは、窒息や誤嚥を起こさずに安全に食べられるようになるためには、頚部、体幹、呼吸機能の調整が必要です[1]。また、誤嚥性肺炎の予防だけでなく、人間が動き、食べるためには体力が必要なので、**栄養状態に問題がないか**について専門職に確認してください。

首の左右、上下、肩の運動などを行ってください。痰は吸引、または喀出（かくしゅつ）して、**気道内をきれいにするように努めます。**そして、ベッドの頭側を上げる（head up）だけでなく、体を支えながらベッドの端に座らせたり（端坐位）、車いすに乗車させるなど可能な範囲で行いましょう。座るときには、足関節の拘縮が強いときもありますが、患者さんの**足の裏をなるべく広く床に着ける**ようにします。

2…食べ物を認識する準備

食べ物を認識してもらうために、たくさんの感覚を刺激します。たとえば、患者さんの目の前でりんごを見せながら「りんごですよ」と声を掛け、りんごを見てもらい、匂いを嗅いでもらい、触ってもらい、飲み込みができるようであれば少し味わってもらいます（りんごを絞ったものを舌の上に1、2滴載せる）。これは、言葉からの刺激、視覚、触覚、味覚刺激など、**多くの感覚神経を刺激する**ことになります。ただし、口の中に食物を入れるときには専門職に相談しながら行ってください。

3…食べ物を口の中に入れる、口の中で動かす準備

飲食物を使わずに、摂食や嚥下に関連する器官を刺激しながら口の中の運動を行う間接訓

練から始めます。準備運動として頸部や肩の筋肉のストレッチと、口腔周囲の脱感作（過敏除去）を行います[2]。口腔周囲の刺激不足や感覚機能が障害を受けていることから、口腔やその周囲を触れられることに敏感になっている場合があります。そのような場合には、いきなり口を触るのではなく、手の先から腕、肩、首、顔面、口唇、口腔内という順に触っていきましょう（図1）。

また、口腔ストレッチは、モアブラシ®などを使用して、頬筋を上下に、そして左右に広げるように行います。舌も固くなって動きが悪いことが多いため、舌の左側から右側に、また右側から左側に押すようにストレッチします（図2、図3、p.99 4章2-1 図3）。口腔に対してストレッチを行うことで唾液の分泌もよくなります。

図1 口腔周囲の脱感作と脱感作の順序

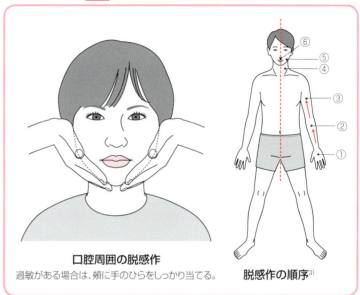

口腔周囲の脱感作
過敏がある場合は、頬に手のひらをしっかり当てる。

脱感作の順序[3]

図2 口腔ケアの前準備

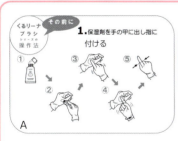
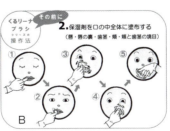
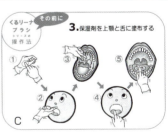

A：保湿剤を手の甲に出し指に付ける。
　①保湿剤を用意、②親指の付け根に保湿剤を適量出す、③人さし指に付ける、④人さし指の周囲にも付ける、⑤第2関節まで付ける。
B：保湿剤を口腔内全体に塗布する（唇、唇の裏、歯茎、頬、頬と歯茎の境目）
　①上下の唇全体に塗布する、②人さし指を唇の角から入れる（左右どちらかでもよい）、③頬の奥まで塗布する、④指の方向は口腔内のカーブに沿わせる、⑤上下の唇の裏の周辺にも塗布する。
C：保湿剤を上唇と下に塗布する
　①途中何度か保湿剤を付け直す、②上顎に塗布する、③上顎全体に塗布する、④舌に塗布する、⑤舌全体に円を描くように塗布する。

絵・伊富貴庸子
（黒岩恭子．黒岩恭子の口腔リハビリ＆口腔ケア．デンタルダイヤモンド社，2010，26-8より改変引用）

図3 口腔ケアの手順

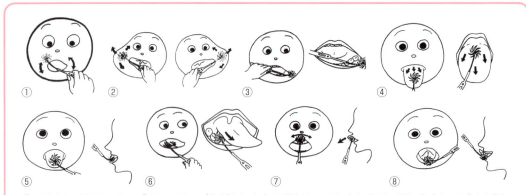

①口腔内にくるリーナーブラシシリーズを挿入し左右の頬をゆっくり上から下、下から上にのばすようにマッサージする。②頬筋の内側部分を上下・外側にストレッチする。③左右の口角をストレッチする。④舌の奥から手前にブラシを移動する。⑤舌の中央をブラシの毛先で1、2、3と押す。⑥舌の左右の側面を奥から手前に引いてくる。⑦上唇と歯肉の間に入れ左右に動かす。上唇小帯を前方にストレッチする。⑧舌小帯を上に向かってストレッチする。

絵・大西志津子
(黒岩恭子ほか. 食べられる口づくり 口腔ケア&義歯. 医歯薬出版, 2007, 17. 黒岩恭子ほか. 新しい介護学 生活づくりの食事ケア. 東京, 雲母書房, 2008, 205-6よりそれぞれ改変引用)

4…食べ物を飲み込む準備

　食べ物を飲み込むときに、嚥下反射、咳反射があるかどうかを確認します。嚥下反射は飲み込むときに喉頭を挙上することで食道に飲食物が入りやすくなると同時に、気管には入らないように防御します。咳反射は気管に入りそうになったときに、咳をすることで飲食物を押し出す反射をいいます。これらは人間が安全に食べるための機能なのですが、しばらく行っていないと反応が弱くなったり、遅くなったりします。

　飲み込む練習は、食べ物を使った直接訓練になるので、医師、看護師、言語聴覚士などの専門職に必ず相談しながら行うようにしてください。

引用・参考文献
1) 稲川利光編. 摂食嚥下ビジュアルリハビリテーション. 学研プラス, 2017, 212p.
2) 金子芳洋編. 歯科衛生士のための摂食・嚥下リハビリテーション. 医歯薬出版, 2011, 218p.
3) 金子芳洋. 食べる機能の障害：その考え方とリハビリテーション. 医歯薬出版, 1987.

（日高 紀久江）

5-3

在宅リハビリテーション（意思伝達の方法）

1 ノンバーバルコミュニケーション

　人と人のコミュニケーション（意思伝達）の方法は大きく分けると、言語による意思伝達と言語によらない意思伝達があります。前者のことをバーバルコミュニケーション（言語や文字を用いた意思伝達）、後者のことをノンバーバルコミュニケーション（言語や文字を用いない意思伝達）とよびます。言語を用いないノンバーバルコミュニケーションでは、表情（目の表情、顔全体の表情）、体の動き・ジェスチャーなどのボディランゲージ（体を使って意思を伝える方法）を使って意思伝達が行われます[1]。

　ここでは遷延性意識障害の患者さんがボディランゲージを使って発する意思、訴えや病状の変化を感覚的にとらえる方法、感覚的な情報を処理して病状の変化を判断する方法、そして判断に応じて次の行動を選択する方法について解説します。

1…いつもの様子

　お母さんは赤ちゃんの様子がいつもと違うことを本能的に察知することができます。お母さんは赤ちゃんになりきって、赤ちゃんが経験している苦痛に共感することで「いつもと様子が違う」と判断しています。その赤ちゃんを病院に連れて行くとトレーニングを受けた看護師・医師が赤ちゃんを観察し、お母さんに「いつもの様子」と「いまの様子」がどのように違うのかを問診しながら赤ちゃんの診療プランを立てていきます。お母さんが赤ちゃんのボディランゲージから体調不良を察知するように、遷延性意識障害の患者さんの在宅医療・ケアにおいても患者さんが発するボディランゲージを手がかりに在宅医療・ケアを行います。

　ボディランゲージから病状の変化を判断するためには、いつもの安定した病状におけるボディランゲージを理解し、それを記憶しておく必要があります。遷延性意識障害の患者さんの病状に「変化がある」と判断して変化に対する行動を起こすためには、「いまの様子（目の前のボディランゲージ）」を観察して「いつもの様子（過去の安定した病状のボディランゲージ）」と比較し、観察項目を言語化しながらいつもと同じなのか違うのかを区別する必要があります。

　以下、遷延性意識障害の患者さんを対象とした2つの観察の仕方（パッと見判断と全体観察）について解説します。安定した病状で2つの観察、判断とそれに応じた行動の選択を繰り返し練習することを習慣化することで、在宅医療・ケアにおける患者さんの安全を保障することが可能になります。

2…パッと見判断

　パッと見判断の目的は、患者さんを目で見て「意識がある・意識がない」を区別すること、意識がない（睡眠を含む）と判断したら意識障害や心停止を除外判断するためにBLS評価（患者さんに駆け寄り、刺激を与えて反応をみる）を行うことにあります。パッと見判断は患者さんが視界に入っていれば簡単に行える判断です。在宅では患者さんが視界に入るたびにパッと見判断を行い、意識がないと判断したらそばに行って表情や呼吸（布団が上下しているなど）を観察します。パッと見判断の方法を次にまとめました（表1）。

表1 パッと見判断の仕方と判断に応じた行動の選択

観察の対象	声かけや刺激を与えずに見る・観察する（見る）	判断の仕方	判断に応じた行動の仕方
目	自発的に開眼しているか？	もし、「開眼がない」かつ「表情がない」かつ「体動がない（ぐったりしたまま動きがない）」なら「意識がない」と判断する。そうでなければ「意識がある」と判断する*。	もし、「意識がない」と判断したら「BLS評価」を開始する。「意識がある」と判断したら全体観察©を開始する。
表情	表情はあるか？		
体動	体動はあるか？		

＊：「開眼がある」、「表情がある」、「体動がある」のうち一つでもあれば「意識がある」と判断する。

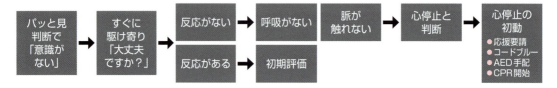

3…全体観察

　全体観察も患者さんが視野に入っていれば簡単に行える観察になります。まず患者さんをパッと見で意識があると判断したら、続けて全体観察を行います（意識がないと判断したらBLS評価を行います）。全体観察はその人の開眼の具合（AVPU法）[2]、視線、顔色、表情、姿勢、呼吸の6つの項目（ボディランゲージ）を観察し、「変化がない（いつもと変わらない）」「変化の懸念がある（いつもと比べると何か変）」「変化がある（いつもと違う）」を区別します（表2）。患者さんが視野に入ったらパッと見判断と全体観察を行い、それぞれの判断に応じて患者安全信号機®（次に解説）を使って次にとるべき行動のプランを選択します。

4…患者安全信号機®

　全体観察に基づく判断をつくったら、その判断からプラン（行うべき次の行動）を決定します（表3）。

5…まとめ

　ボディランゲージを用いることで、遷延性意識障害の患者さんの訴えを聴いたり、緊急度・重症度を判断したりすることができます。

表2 全体観察による判断の仕方

観察の対象	観察すべき項目を観察する	観察したことを評価する	評価をまとめて判断する
開眼	自発開眼はあるか？	自発開眼があれば意識はある、AVPUのA（Alert：清明）と評価する．目を閉じている場合は患者に接してAVPUを評価する。	評価したこと（いつもと同じ、いつもとは違う、どちらとも言えない）を統合し、患者の全体観察から受けた印象として、いつもと同じなのか、いつもと違うのか、あるいはどちらとも言えないのかを判断する。判断の根拠を言葉にして説明できる。「いつもと同じ（変化がない）」「どちらとも言えない（変化の懸念がある）」「いつもと違う（変化がある）」の判断に応じて患者安全信号機®を使って次の行動を選択する。
視線	目線はしっかりしているか？	「目は口ほどにもの」を言います。視線が合うのか、視線が定まらないのかにより意識の内容がいつも通りなのか変化があるのかを評価する。	
顔色	顔色は良いか？いつもの顔色なのか？顔色不良はないか？	いつもの顔色なのか、いつもとは違い顔色が悪いのか、チアノーゼがあるのかを区別する。	
表情	表情はあるか？不安そうか？辛そうか？苦しそうか？	いつもの表情なのか、いつもとは違う表情なのか、眉間にしわを寄せて苦しそうなのか、虚脱しているのかを評価する。	
姿勢	いつもの姿勢か？ぐったりしていないか？	背筋を伸ばしていつもの姿勢なのか、肘掛けに肘をかけてもたれかかっている、ぐったりしているのかを評価する。	
呼吸運動	肩で息をしているか？呼吸は速く（呼吸回数は多く）ないか？	いつもの呼吸なのか、いつもの呼吸とは違うのかを区別する。やや距離を置いたところから見ても肩で息をしているのがわかればその時点で努力様呼吸（＝呼吸困難）と評価する。	

表3 患者安全信号機®とその使い方

全体観察に基づく判断	選択するプラン患者安全信号機®	プランの説明
変化がない（いつもの様子と同じ）	プラン緑（日課や予定に従う）	患者のそばを通るたびにパッと見判断・全体観察を行い、いつもと様子が変わらなければ日課や予定されたケアをそのまま行う。
変化の懸念がある（いつもと同じか違うかどちらとも言えない）	プラン黄色（15分観察する、相談する）	「変化の懸念がある」と判断したらとりあえず15分後に全体観察をやり直す。いつもの様子に復帰していればプラン緑を選択する。変化の懸念が持続していればプラン赤に変更する。
変化がある（いつもの様子と違う）	プラン赤（医療機関に連絡する）	「変化がある」と判断したら、医療機関・訪問看護ステーションに病状が変化したことを伝え、次のアクション・対応を依頼する。

引用・参考文献

1) ポール・エクマン．顔は口ほどに嘘をつく．菅靖彦訳．河出書房新社，2006，360p.
2) 田中幸太郎．意識障害の定量的評価．レジデント．3(9)，2010，12-4.

（池上 敬一）

2 補助装置

意思伝達装置は、意思疎通が困難なさまざまな病態の患者さんにとって、外の世界とのコミュニケーションを可能にする装置です[1]。患者さんの状態によって、装置本体や、種々の入力装置（スイッチ）、固定具などを選択します。

1…重度障害者用意思伝達装置の対象者

国の通達によると、**重度障害者用意思伝達装置**の対象者は、「重度の両上下肢及び音声・言語障害者であって、重度障害者用意思伝達装置によらなければ意思の伝達が困難なものであること」という条件が明示されていますが、重度の基準は明示されておらず、意思伝達装置の支給要件は各市町村の判断によります[2]。一般的には、障害等級が「四肢体幹機能障害1・2級かつ音声言語障害3級」または「身体障害者手帳1・2級で両上肢に著しい障害があり、かつ言語機能が喪失状態に相当」「病名の指定」などを要件としていることが多いですが、指針では、障害等級の指定は行われていないため、「重度の両上下肢の障害と重度の言語機能障害があり、意思伝達が困難」な場合には、意思伝達装置の支給の対象となるのか、市町村に相談することをおすすめします。

その際に知っておくべき原則として、意思伝達装置は何らかの意思を伝達する補装具という性質上、「意識と意思を有する患者さんが対象となる」ということです。したがって、重度の意識障害で意思をもつことが困難な場合は使用の対象外となります。通常は、重度の運動障害を伴いますが、意識障害を伴わない神経難病（筋萎縮性側索硬化症、脊髄症小脳変性症、多発性硬化症など）や、脳炎などの感染症後遺症、頚髄損傷などが対象となります。また、脳性麻痺や、両側の上下肢の麻痺をきたすような脳血管障害、外傷性脳損傷などでも意識障害が軽度であれば、意思伝達装置を使用できる可能性があります。

2…意思伝達が困難な場合に意思伝達を図る方法

意思伝達が困難な患者さんと意思伝達を図る方法として、以前より眼球運動と文字盤などを利用した方法が用いられてきましたが、これらの方法は熟練した介護者の存在が欠かせません。また、眼球や四肢などの動きが非常に少ない場合は、意思伝達が困難でした。しかし、近年、体の一部やわずかな眼球運動、筋肉の微小な動き、脳波、脳血流などを用いて意思疎通を行える装置の開発が進んでいます。

3…入力装置

意思伝達装置では、利用する患者さんの残っている機能に合わせて、入力装置に刺激を入力し、それを文字に換えて文章を作成後、音声に変換または印字して意思を表出します。さらに重度の患者さんであれば、「はい」「いいえ」の意思表示のみを行える装置もあります。

意思伝達装置の入力装置にはいろいろなものがあり、押しボタンをクリックするように使う

接点式、タッチセンサーで入力を行う帯電式、比較的大きな筋肉の収縮時に発生する筋電を利用する筋電式、呼気や吸気の圧力を感知する呼気（吸気）式、そのほか、光電式や圧電式などがあります。どのようなシステムや入力装置を使用するかは、本人の状態やニーズに合わせて選択し、状態の変化に応じて、随時変更を検討します。実際の使用にあたっては、患者さんと介護者の緻密な練習が必要であり、装置に関する技術者やリハビリテーションスタッフ、訪問看護師などの支援も必要です。

引用・参考文献

1) 泰川恵吾. 意思伝達装置を理解する. 調剤と情報. 20(12), 2014, 60-3.
2) 高岡徹ほか. 重度障害者用意思伝達装置：補助具への移行を受けて. J ClinRehabil. 16(10), 2006, 988-93.

（大沢 愛子／前島 伸一郎）

Q&A…11 慢性期になってからもリハビリテーションを継続していれば、改善する可能性はありますか?

リハビリテーションの場合、慢性期は「6カ月以上」を指しますので、ご質問の内容は6カ月以上経過した場合を想定してお答えします。独立行政法人自動車事故対策機構（NASVA）の設置・運営する療護センターでは、治療期間を3年と設定しています。これは、頭部外傷に起因する遷延性意識障害の患者さんは、最初の1年以内に回復する症例が圧倒的に多いことと、逆に3年以上経過すると改善する症例が少なくなるという経験データに基づくものです。

療護センターの治療方針は、リハビリテーションを含む**五感刺激**を基本としています。さまざまな刺激を継続することで、改善がみられた症例をたくさん経験していますので、ご質問には「慢性期になってからもリハビリテーションを継続していれば改善する可能性はあります」とお答えします。また、リハビリテーション継続の重要性は、どの場面でも共通なのではないかと思われます。

次に、急性期や慢性期の時期の定義について説明します。一般に、医学的には時期を「急性期、亜急性期、慢性期」に分けますが、リハビリテーションの分野では「急性期、回復期、慢性期」に分けます。いずれも**急性期**は「14日以内」を指すことが一般的です。**亜急性期**は「急性期を脱した15日以降の時期」のことで、医学的に「1カ月以内」を意味しますが、リハビリテーションでは**回復期**と同じ意味で使うことが多いです。なお、**回復期リハビリテーション**とは「6カ月以内」を意味します。

一方、慢性期は、医学的には「1カ月以上」を指すことが一般的であり、発症あるいは受傷後に「1カ月以上意識障害が持続固定した場合」を**慢性期意識障害**と表現し、さらに重度の意識障害が「3カ月以上」持続する患者さんのなかで、一定の条件（表）を満たす場合を**遷延性意識障害**とよびます。つまり、3カ月以内である場合は、回復する可能性を残しているというわけです。

表 「遷延性意識障害」=いわゆる「植物状態」といわれる状態
（日本脳神経外科学会による定義,1976.）

Useful lifeを送っていた人が脳損傷を受けた後で以下に述べる6項目を満たすような状態に陥り、ほとんど改善がみられないまま満3カ月以上経過したもの。
①自力移動が不可能である。
②自力摂食が不可能である。
③糞尿失禁状態にある。
④たとえ声は出しても意味のある発語がまったく不可能である。
⑤「眼を開け」「手を握れ」などの簡単な命令にはかろうじて応じることもあるが、それ以上の意思疎通は不可能である。
⑥眼球はかろうじて物を追っても認識はできない。

（長嶺 義秀／藤原 悟）

Q&A …12 意識が戻らない患者に対して、触ったり声をかけたりすることに意味はあるのでしょうか？

意識が戻らない患者とは「遷延性意識障害＝いわゆる"植物状態"といわれる状態」を指すものと考えてお答えします。

Q&A11（p.144）でも述べましたが、療護センターの治療方針は**五感刺激**を基本としています。**五感**とは「視覚、聴覚、触覚、味覚、嗅覚」のことですが、具体的には「見る、聞く、触る、味わう、嗅ぐ」です。さらに、人間が外界を感知するための多種類の感覚機能すべてに対して刺激を与えるのが五感刺激です。

したがって、ご質問には「意識が戻らない患者さんに対して、触ったり声をかけたりすることに意味はあります」とお答えします。また、触覚や聴覚に訴えるだけでなく、視覚、味覚、嗅覚に訴えることも大事です。

五感刺激は、日常生活の中にたくさん含まれています。参考までに、療護センターで治療に用いている五感刺激の例を紹介します（表）。

表　五感への種々の刺激の例

視　覚	四季の景色、明るい窓のある環境、テレビ・映画観賞、散歩、誕生会など
聴　覚	話しかけ、ラジオ・テレビ、音楽鑑賞、音楽療法など
嗅　覚	アロマテラピー、食事、外出など
味　覚	食事、レモン水刺激、口腔マッサージなど
触　覚	リハビリテーション、タッチング、入浴、日光浴、体位交換など

（長嶺 義秀／藤原 悟）

4章　遷延性意識障害患者の在宅医療・在宅ケアの実際

Q&A...13 遷延性意識障害患者で昼夜の逆転があり、介護が大変です。解決方法はありますか？

　高齢者になると若年者に比べて眠りが浅くなり、**中途覚醒**が増えるようになります。また、寝たきりの高齢者で褥瘡や関節痛などの痛みがある場合も眠りが浅くなって目が覚めてしまうことがあります。これらの睡眠不足のしわ寄せが日中に来て、**日中傾眠・夜間覚醒**という**昼夜逆転現象**が起こります。

　さらに、人の**体内時計**は脳の視交叉上核とよばれる部分にあるといわれ、血圧やホルモンの分泌、自律神経の調節機能を果たしています。この体内時計が指令を出すことで「昼は活動、夜は休息」というリズムをつくっていますが、高齢者となりとりわけ認知症になると、睡眠・覚醒・体内時計の調節に関係する機能が低下したり、神経伝達物質の量が変化したりして睡眠障害になることが多いのです。

　遷延性意識障害の患者さんの場合も同様に考えると、不眠・睡眠障害の対策については、以下の方法が参考になります。

● 日光を浴びて体内時計を正常化する

　狂ってしまった体内時計を戻すには、**日光を浴びる**方法が効果的であり、とくに朝日を浴びることで、体内時計の針が正常な位置まで戻るといわれています。

● 日中の活動量を増やす

　できるだけ患者さんの日中の活動量を増やし、「日中に適度に体を疲れさせて、夜は休む」という一日の流れをつくると、**睡眠・覚醒のリズム**が整いやすくなります。

● 就寝前に体を温める

　高齢者や眠りの質の悪い人は低体温であることが多いので、就寝前にぬるめの風呂や足湯で体を温めて体温を上げ、そのあと少しずつ体温を下げると寝つきやすくなります。

● 睡眠導入剤などの処方を検討

　いわゆる**睡眠薬**は大きく2つに分類されます。入眠困難（寝付けない）タイプの不眠に用いる薬は、即効性がある超短時間型や短時間型の睡眠薬で**睡眠導入剤**に該当します。中途覚醒（途中で起きてしまう）タイプの不眠に用いる薬は、作用時間の長い中時間型や長時間型とよばれる睡眠薬です。どちらのタイプの薬剤を処方するかは、主治医に相談しながら、実際に試してもらう必要があります。

（長嶺 義秀／藤原 悟）

5章

在宅でできる蘇生処置

在宅でできる蘇生処置
（対象・方法・してはいけないこと）

　心肺蘇生を要する状況は、予期せぬ時と場所で突然起こることが多く、誰であっても適切な対応や処置ができないものです。心停止を目撃したのが患者さんの家族であった場合、患者さんの友人や同僚であった場合と比べて生存率が低かったとされています[1]。その理由として、心停止した患者さんの家族の精神的動揺などが影響していると考えられます。

　このような背景から、われわれは大切な家族の命を守るためにも、心肺蘇生を学ぶことが必要不可欠です。5章では、家族が遷延意識障害の患者さんに**在宅でできる蘇生処置**として、心肺蘇生の方法を中心に『JRC蘇生ガイドライン2015』に準じて説明していきます[2]。

1　どのような場合に蘇生処置を行うか

　一般的に、遷延性意識障害の患者さんは、睡眠・覚醒のサイクルや自発呼吸が保たれており、排尿や排便もあります。また、声を出したり眼で物を追ったり、ときには手を握るなどの簡単な指示動作に応じることもあります。家族は、日頃から患者さんの顔色や呼吸状態、血圧を観察し、痰の吸引を行い、血中酸素飽和度（SpO_2値）や気管カニューレ、人工呼吸器などを確認しています。そのような患者さんがいつもと様子が違うと感じ、また刺激に対する反応がないときには、直ちに心肺蘇生を行わなければなりません。痰や吐物、経管栄養などにより窒息が生じていないかも簡単にチェックします。

2　心肺蘇生の手順

　心臓や呼吸が止まってしまった人を助けるために心肺蘇生を行ったり、AED（自動体外式除細動器）を使ったりする緊急の蘇生処置を一次救命処置（BLS）といいます。成人も小児・乳児も一次救命処置は同じです。心肺蘇生の手順を図1[2]に示しています。心肺蘇生の講習を受けていない場合や近くにAEDがない場合は、図1の1〜5の手順を行ってください。

1…反応を確認する

　まずいつもと様子が違うと感じたら、患者さんの反応を確認します。肩を軽く叩きながら大声で呼びかけます。このとき、目を開けるなどの応答や何らかの反応がなければ「反応なし」と判断し、移動できるなら、床やベッドのような平らなところに寝かせましょう。

2…119番に通報する

　もし近くにあなた以外の家族がいたら、その人に119番通報を依頼します。119番に通報

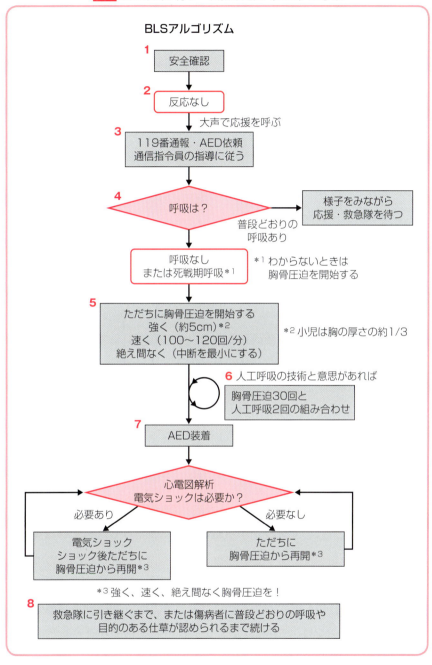

図1 主に市民が行う一次救命処置（BLS）の手順

（日本蘇生協議会監修. JRC蘇生ガイドライン2015. 医学書院, 2016, 18.）

するときは、落ち着いて、正確な場所と呼びかけても反応がないことを伝えましょう。何をしたらいいのかがわからなくても、119番通報をすることで通信司令員からの指示を求めることができるため、その指示に従ってください。

3…呼吸を観察する

呼吸があるかどうかの判断は、胸部と腹部の動きを見ます。10秒以内で胸部と腹部の動きを観察し、動きがなければ「呼吸なし」と判断します。一方、突然の心停止直後には、しゃくりあげるような途切れ途切れの**死戦期呼吸**がみられることがあります。このような異常な呼吸がみられたときも「呼吸なし」と判断します。約10秒以上かけても判断に迷うときやわからないときは、「心停止」と判断し、直ちに**胸骨圧迫**を開始してください。

4…胸骨圧迫を行う

1) 圧迫の部位

胸の真ん中に**胸骨**という硬く平らな縦長の骨があります。この胸骨の下半分が蘇生時に圧迫する部分です（図2）。

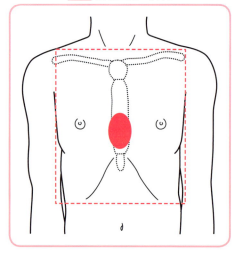

図2 胸骨圧迫の部位

●の部分に手のひらの付け根を置きます。

2) 圧迫の方法

胸骨の下半分に手のひらの付け根を置き、その上にもう一方の手を重ねて置きます。両肘をまっすぐ伸ばし、手から肩までが胸骨と垂直になるようにします。

3) 圧迫の深さとテンポ

胸が約5cm沈み込む強さで、1分間に100〜120回のテンポで強く速く絶え間なく圧迫を繰り返します。

4) 圧迫の解除

胸骨圧迫では、胸を押し込むだけでなく、圧迫の解除も大切です。胸が圧迫前の元の状態に戻るように解除します。このとき、両手が離れたりずれたりしないように注意します。

5…胸骨圧迫30回と人工呼吸2回を組み合わせる

救助者が事前に講習などで人工呼吸の技術を身につけている場合には、胸骨圧迫30回につき人工呼吸2回の組み合わせを絶え間なく繰り返します。気管切開部から気管カニューレが挿入されている場合は、アンビューバッグ™があれば呼吸の補助を行うこともできます。人工呼吸のやり方がわからない、自信がない、ためらいがあるなどの場合には、胸骨圧迫だけを続けてください。

6…救急隊への引き継ぎ

患者さんの意識がふだんどおりに戻るか、あるいは呼びかけに反応したときは、蘇生処置を中止して、救急隊が到着するまで注意深く様子を観察してもよいですが、判断に迷うときは蘇生処置を続けてください。

3 蘇生処置でしてはいけないこと（心肺蘇生の中断）

　心肺蘇生は、救急隊員に引き継ぐまで中断してはなりません。ひとりだけで蘇生処置を続けることは、身体的・精神的な負担も大きくなりますが、あきらめずに続けることが大切です。また、痰や吐物、経管栄養などによる窒息が原因で反応がない場合も、無理に口腔内や気管カニューレ内の吸引をせず、呼吸をしていなければ胸骨圧迫を開始しましょう。

4 いざというときのためにしておくこと

　いざというときのために、緊急時の家族の役割を決めておきましょう。もし、ひとりだった場合に備え、家族全員が心肺蘇生を習得しておくことも必要です。また、夜間や休日に急変したときのために、あらかじめ主治医と相談し、緊急連絡体制を整えておくことも大切です。地域の消防などで開催している**救急蘇生講習**に参加するのもよいでしょう。救急蘇生法を一般用にわかりやすくまとめた書籍『救急蘇生法の指針〈2015〉市民用』も参考にしましょう（総務省消防庁のホームページでも見ることができます。http://www.fdma.go.jp/neuter/topics/kyukyu_sosei/sisin2015.pdf〈2018年1月閲覧〉）[3]。

引用・参考文献

1) 西内辰也ほか. 目撃のある心原性かつ心室細動・無脈性心室頻拍症例の予後とその関連因子について：ウツタイン大阪プロジェクトより. Resuscitation. 78(3), 2008, 307-13.
2) 日本蘇生協議会監修. JRC蘇生ガイドライン2015. 医学書院, 2016.
3) 日本救急医療財団心肺蘇生法委員会監修. 救急蘇生法の指針〈2015〉市民用. へるす出版, 2016.

（星山 栄成）

6章

遷延性意識障害家族の心のケアとレスパイトケア

遷延性意識障害家族の心のケアと
レスパイトケア

　意識障害が長期化した患者さんの在宅療養の継続は、介護をする家族の介護経験の期間や年齢、介護をサポートしてくれる人の有無などに大きく左右されます。6章では、われわれが実施した調査[1), 2)]と、その結果を踏まえて開設した看護専門外来の実践から、在宅療養を支えている家族の皆さんにどのようなサポートやケアが必要でかつ有効かについて考察します。

1　アンケート調査の結果からわかること

　2007年に宮城県、岩手県、福島県の家族会の協力を得て、アンケート調査を実施しました。114名（回収率56.4％）の家族から回答があり、対象の患者さんは男性65名、女性49名で平均年齢52.3歳（17～96歳）でした。

- 意識障害の原因は頭部外傷46名で最も多く、在宅で家族のケアを受けていた意識障害の患者さんは19名で、そのほかは施設などに入所していました。入院・入所中の患者さんのうち、20％は過去に在宅療養を経験されていました
- 在宅療養に移行できない理由として、「治療や処置が必要だから」が最も多くて62名で、次いで「リハビリを受けさせたい」「家族に介護できる人がいない」の順でした。
- 主な介護担当者の性別は男性35名、女性77名、患者さんとの続柄は、配偶者が59名、母親が34名でした。

　家族は、在宅療養の維持・継続を望む一方で、それを阻む最大の要因として、介護者の健康問題をあげていました。現代家族の構成が核家族化していることにより、介護補助者のいない家族が多くなり、在宅療養を継続すること自体が難しくなっているようです。

2　家族の健康問題とレスパイトケア

　家族に自身の健康状態を評価してもらったところ、「あまり健康ではない」「まったく健康ではない」と回答した人は44名でした。多くの家族は疲労が蓄積した状態にあり、介護する家族の高齢化の進行で、ケアの質の維持と継続が難しくなっていることへの不安を抱えていました。

1…家族が抱えている2つの懸念

　さらに、家族には2つの大きな懸念があることがわかりました。一つは「患者に異常が発

生したときに、すぐに受け入れてくれる医療機関があるかどうか」（74名が回答）で、もう一つは「介護する家族に緊急事態（家族が健康上の問題で入院が必要になったなど）が生じたときに、患者さんが利用できる施設があるかどうか」（69名が回答）でした。

　介護者に問題が生じれば、患者さんの生活はすぐにも立ち行かなくなります。患者さんだけでなく介護する家族の緊急事態への備えがなければ、安心して在宅療養生活を送ることができず、サポート体制について要望が多いのは当然のことといえるでしょう。こうした問題を相談できる専門職がいるかを尋ねたところ、41名が「ソーシャルワーカー」と回答されましたが、27名は「相談できる人がいない」と回答しています。

2…家族への精神的なサポート

　また、精神的に支援をしてくれる人については「ほとんど、あるいは誰もいない」と回答する家族も多く、在宅療養されている遷延性意識障害の患者さんに対する、わが国の医療・福祉制度の問題点を象徴するような結果でした。

　これらの問題を解決する対策は、介護福祉職の緊急派遣体制の整備と、患者さんを一時的に受け入れてくれる病院・施設の準備・確保です。もちろん、直ちにシステムをつくることは容易ではありませんが、まずは遷延性意識障害の患者さんの一時入院・入所などに理解と協力を得られる病院・施設を求めていく地域単位での活動が必要でしょう。さらに、簡便な手続きでケアを代行・サポートする訪問看護・介護福祉職を適正に配置し、これら専門職を窓口として早急に次善の対策を講じられるような仕組みを整備することも必要です。これらは早急に解決する必要がある課題と思われます。

3…レスパイトケアとは

　一般社会でも仕事を継続するためには、定期的な休養により心身の疲労を回復させることが重要です。遷延性意識障害の患者さんの介護においても、家族が日頃の介護から定期的に解放されるような仕組みをつくる必要があるでしょう。

　近年ではさまざまな領域で用いられるようになった、**レスパイトケア**という概念があります。レスパイトケアとは、24時間365日の介護による、家族と患者さんとの共倒れを防ぐためのシステムやケアを意味します。

　現在活用できる**レスパイト制度**として、意識障害の原因が交通事故であれば、**NASVA（独立行政法人自動事故対策機構）**の制度を活用できますが、それ以外の原因では制約があります。また、待機期間のあるレスパイト制度では活用できる人数に制限があり、前述した家族のニーズにかなうものとはいえません。ショートステイのような制度も必要ですが、より効果的な方法としては、介護から解放される日が「月に2回程度、1回につき2〜3日」など、定期的に用意されれば、家族の**介護による疲労の蓄積**を少しは予防できると考えられます。

3 安心できるサポート体制に向けて（看護専門外来開設により明らかになったこと）

　安心して療養生活を送るために多くの家族が要望したことは「定期的に検診を受けて患者さんの状況について把握しておきたい」「ケア・リハビリについて最新の情報を得る機会と相談できるシステムをつくること」でした。

　意識障害が長期化すると、生活を他者に委ねる患者さんには、体のいたるところに**廃用性の障害（廃用症候群）**が生じます。したがって、おむつの交換、衣類の着替え、入浴・清拭時に思いどおりのケアができず、時間も長くかかるようになり、家族を悩ませます。さらに、家族は毎日のケアが患者さんの生命と生活を維持するために必要なことと理解はしているものの、着地点の見えない日々の連続から、提供しているケアが惰性に流れて「徐々に機能が低下（悪化）していっているのではないか」と葛藤を繰り返しています。

　このような家族の要望や悩みにこたえるべく、われわれは専門看護外来を開設しました（友志会リハビリテーション花の舎病院における看護専門外来は3年間実施しましたが、診療報酬を得ることができず、現在は行っておらず再開の目途が立っていません）。

1…看護専門外来の目的

- 意識障害の回復の可能性についての看護診断を行う。
- 廃用性障害からの解放、改善の可能性について判断する。
- 個別性に合わせた適用看護技術の選択と具体的技術指導を行う。
- 家族と患者に関わる地域の専門職に対する技術提案と指導を実施する。

2…看護専門外来の具体的内容

- 医師によるメディカルチェックと医学的な見解についての説明
- 歯科医による口腔内状況の評価、家族のケア状況を把握して個別のニーズに合わせたケア技術の指導
- 看護師・リハビリテーション専門職による身体機能と生活機能の評価
- 看護技術の実践と家族指導（最新の情報と安全な技術の提供と指導）

　看護外来を行うことでさまざまなことがわかりました。多くの家族は、患者さんの身体の状況、回復の可能性のある機能などを知る機会をほとんどもっておらず、患者さんに明らかな悪化の徴候を感じたときにのみ病院を受診している状況でした。

　看護外来では、医師から脳のよい機能が残されている領域や部分について説明を行うことによって、家族は在宅ケアの成果を確認することができ、その後の看護やリハビリについて理解を深めることができたと思われます。

　担当する専門職が患者さんの獲得できそうな生活行動をチームカンファレンスで明らかに

して、専門技術を家族にも提供して指導することで、家族自身の介護による**身体的負担の軽減**は当然のことながら、患者さんの苦痛をも軽くして、少しでも改善の徴候がある場合は積極的に取り組むモチベーションとなることを確認しました。

4 心のケア

遷延性意識障害の患者さんの在宅療養を支えるために、**家族の精神的なケアは欠かせないもの**ですが、家族の事情や取りまく環境も異なるため、画一的なことを述べることはできません。しかし、精神的なケアは、家族のがんばりや努力を評価すること、寄り添っていこうとする姿勢を家族に伝えること、日頃の悩みについて相談を受けることが大切で、その役を担うのは看護職が適任であると考えられます。

介護を継続できる理由として多くの家族が、「患者さんの存在それ自体が家族の生きがいであり、その存在に家族が支えられている」と思っていて、「もし好転させる方法があるなら、日々のケアに取り入れて、ケアを大変だと思うのではなく、やりがいを感じたい」とアンケートでは前向きに回答されていました。このように、家族のモチベーションを維持できるような取り組みが必要であると考えます。

患者さんと家族の皆さんが地域で寄り添い、患者さんと共にあることを負担と感じるのではなく、共に生きて生活することを「喜び」と受け止められる成熟した社会（共生の社会）を構築することが大切です。

引用・参考文献

1) 平成17～19年度厚生労働科学研究費補助金障害保健福祉総合研究事業. 在宅重度障害者に対する効果的な支援の在り方に関する研究.
2) 日本医療社会福祉学会. 遷延性意識障害者における在宅療養を可能にする要因の検討. 病院および施設に入院・入所している意識障害者の実態調査から. 医療社会福祉研究. 16, 2008, 13-23.

（紙屋 克子）

資料（全国遷延性意識障害者・家族の会 連絡先一覧）

問い合わせや電話相談は、お住まいの地区までご連絡ください。

● **全国会ホームページ** http://zsk.life.coocan.jp/

● **全国会代表** **大阪・中国・四国** 桑山 雄次（大阪・中国・四国の電話相談も担当）

〒576-0034 大阪府交野市天野が原町2-25-6

TEL／FAX 072-893-3704

メールアドレス kuwayu@gold.ocn.ne.jp

● **北海道地区** 北海道遷延性意識障害者・家族の会「北極星」能勢 雅美

〒003-0832 北海道札幌市白石区北郷2条11-7-11

TEL 090-1303-2674

メールアドレス mkn-297@i.softbank.jp

ホームページ https://sennennsei.wixsite.com/mysite-1

フェイスブック https://www.facebook.com/北海道遷延性意識障害者家族の会「北極星」-1970255373263092/

● **東北地区** 「宮城県ゆずり葉の会」樋渡 晃

〒982-0252 宮城県仙台市太白区茂庭台5-2-6

問い合わせTEL／FAX 022-281-3969

電話相談TEL 022-341-3677 沼田 孝市

メールアドレス m.yuzuriha@fork.ocn.ne.jp

● **栃木県** 栃木県遷延性意識障害者・家族の会「らいめい」八神 春雄

〒320-0011 栃木県宇都宮市富士見が丘1-7-2

TEL／FAX 028-650-5320

- **首都圏** 脳損傷による遷延性意識障がい者と家族の会「わかば」横山 恒

  〒154-0016　東京都世田谷区弦巻1-31-7

  TEL　090-9966-7206／FAX　03-3426-1081

  ホームページ　http://wakaba-senensei.com/

- **関東甲信越** 小林 勝利　　TEL　029-282-9059

- **北陸地区** 北陸ブロック遷延性意識障害者家族の会「ぬくもりの会」川越 裕美

  ※北陸地区への問い合わせは、全国会代表のメールアドレス（kuwayu@gold.ocn.ne.jp）まで
  　ご連絡ください。

- **東海地区** 東海地区遷延性意識障害者と家族の会「ひまわり」浅野 猛

  〒440-0835　愛知県豊橋市飯村南4-17-3

  TEL／FAX　0532-63-5052

  ホームページ　http://site.wepage.com/himawari

- **京都・関西** 奥村　　TEL　075-462-4883

- **関西** 頭部外傷や病気による後遺症を持つ「若者と家族の会」川上 浩史

  〒556-0022　大阪市浪速区桜川4-9-27新日本ビル1階

  TEL／FAX　06-6567-1816（電話相談　月～金曜10：00～16：00）

  ホームページ　http://www.prudentia.net/wakamono/

- **九州** 遷延性意識障害者・家族の会 九州「つくし」谷口 正春

  〒880-0944　宮崎県宮崎市江南2-26-2

  TEL　080-8562-0171

  フェイスブック　https://www.facebook.com/senensei.kyushu.tsukushi/

  ホームページ　https://www2.hp-ez.com/hp/kazokukaikyu-syu/

索 引

A~Z

AED 148

BLS 148

　—の手順 149

BLS評価 140

CT 53

CT検査 13

DBS 45

DCS 46

DKA 32

DTI 125

ECS 4, 5

ES細胞 58

FA値 54

FDG-PET 54

FES 45, 48

fMRI 53

GABA 43

GCS 4, 5, 18

GCSE 25

iPS細胞 58

JCS 4, 18

MCS 43, 47

MD値 54

MIT 51

MNS 45, 47

MNT 52

MRI 53

NASVA（独立行政法人自動車事故対策機構）の制度 155

NCS 25

　—が持続する非けいれん性てんかん重積状態 25

NCSE 25

NMT 50

NPPV 79

NST 102

OAG 87

OHAT 87

PEG 106

PET 53, 55

　—を用いた脳糖代謝画像 54

PRL 42

RAS 50

ROM訓練 128

RSE 25

rt-PA 16

SCS 45, 46

SPECT 53

TPPV 80

TRH 42

TSH 42

VNS 45, 47

あ

亜鉛欠乏 104

亜急性期 144

足の裏をなるべく広く床に着ける 136

圧切り替え型エアマットレス 121

アテローム 12

　—を切除する手術 17

アテローム血栓性脳梗塞 12, 15

荒木分類 18

安静時脳代謝画像 53

アンビューバッグ™ 150

い

意識がないと評価される状態 38

意識障害の評価 4

意識清明 19

意識内容 2

意識内容障害 3

意識の定義 2

意識を構成するメカニズム 2

意思伝達装置 142

　—の入力装置 142

移乗用具 133

胃食道逆流 106

イソジン® 124

一次救命処置 148

　—の手順 149

遺伝子組み換え組織プラスミノゲン・アクチベータ 16

移動動作 133

　—の介助方法 133

糸ようじ●88
医療経済からみた医療的ケア●65
医療経済からみた在宅医療●63
医療施設調査●63
医療ソーシャルワーカー●70
医療提供体制の構築●60
医療的ケアの注意点●66
胃ろう●106
　—の管理●106
　—の適応●106
　—をつくる●106
胃ろうカテーテル●107
胃ろう周囲の皮膚の観察●108

う

ウイニング●81
ウェルニッケ脳症●33

え

エアマット●121
栄養剤注入時の体位●107
栄養サポートチーム●102
栄養状態●136
　—の評価●103
液性因子●58
液体栄養剤を使用している場合の問
　題点●109
液体の栄養剤●106
エネルギー必要量●102
エマージェンシー・コーマ・スケー
　ル●4, 5
嚥下管理●100
嚥下機能改善手術●95
嚥下訓練●136

お

往診●63

嘔吐や胃食道逆流の予防●109
多くの感覚神経を刺激する●136
音楽運動療法●49
音楽療法士●50

か

カーラーの曲線●35
開眼●4
外減圧術●22
開口補助器具●90
介護による身体的負担の軽減●157
介護による疲労の蓄積●155
介護保険サービス●74
介護用リフト●133
快情動●49
開頭手術●14
回復期リハビリテーション●144
過栄養状態●104
可逆性後頭葉白質脳症●31
可逆性遷延性意識障害●28
覚醒●2, 4
覚醒障害●3, 18
喀痰排出法●96
加湿器●84
家族の健康状態●154
家族の精神的なケア●157
活動係数●103
合併症の治療●41
カテーテル●14
　—の挿入困難●116
カテーテルチップ●89
肝機能障害●30
間欠的導尿●115
　—からの離脱の目安●116
肝硬変●30
幹細胞●58
幹細胞移植●58

観察ポイント●86
患者安全信号機®●140
患者さんの心を傷つける可能性●39
肝性脳症●30
関節可動域●128
関節可動域訓練●129
関節拘縮●126
　—の原因●126
関節の曲げ伸ばし訓練●129

き

気管カニューレ●95
気管切開
　—の管理●82
　—の目的●82
　—を行ったうえで呼吸器を装着す
　る方法●80
気管切開孔●80
　—の取り扱い●83
　—の空気の通り道を塞ぐ行為●84
気管切開チューブ●80
　—が抜けてしまった場合●84
　—の固定●83
　—の取り扱い●83
気管切開チューブ固定部観察のポイ
　ント●83
気管切開閉鎖の目安●84, 85
機器のアラーム音が頻繁に鳴る場合
　●94
気道内をきれいにします●136
気道の加湿●84
機能的電気刺激療法●45, 48
逆流性食道炎●110
逆流性食道炎予防のポイント●110
吸引カテーテル●83
救急蘇生講習●151
急性肝不全●30

161

急性期●144
急性期意識障害●3
驚愕反応●49
胸骨●150
胸骨圧迫●150
局所性脳損傷●18, 19
虚血●35
虚血性脳血管障害●11, 17
筋緊張●127
筋痙縮改善●41
筋力低下●126

く

口から食べる●98
くも膜下出血●12, 17
グラスゴー・コーマ・スケール●4,
　5, 18
クリップ●14
訓練的音楽療法●49

け

経口摂取開始基準●100
経口摂取までの流れ●100
痙縮●126
　―の治療●130
経腸栄養法●106
経鼻胃管●106
経皮的機械的血行再建●16
経皮内視鏡的胃ろう造設術●106
頚部や肩の筋肉へのストレッチ●
　137
外科的デブリードマン●124
血液生化学検査データ●104
血管内手術●14, 17
血腫除去術●14
血栓溶解療法●16
下痢の原因●109

言語●4
言語音声反応●4

こ

コイル●14
抗凝固薬●16
口腔ケア●93, 98
　―の仕上げ●89
　―の実践●86
　―の前準備●137
　―の注意点●90
　―の手順●138
口腔周囲の脱感作●137
口腔ストレッチ●137
　―の方法●99
口腔内乾燥●89
　―が著明な場合●90
　―の原因●90
口腔内の観察ポイント●87
口腔粘膜を清掃●88
口腔用ウエットティッシュ●89
口腔用保湿剤●88
高血圧性脳内出血●12
抗血小板薬●16
拘縮●126
　―の治療●130
拘縮予防●127
　―の運動●134
　―のためのリハビリテーション●
　134
　―のポジショニング●127
甲状腺刺激ホルモン●42
甲状腺刺激ホルモン放出ホルモン●
　42
口唇と口腔内の加湿●88
喉頭気管分離術●95
広南スコア●5, 6

抗浮腫薬●13
高マグネシウム血症●105
誤嚥性肺炎●86, 106
誤嚥防止手術●95
　―で得られること、失うこと●95
誤嚥予防のための姿勢●87
五感●145
五感刺激●144, 145
五感刺激療法●41
呼吸が保障されていない状態●82
呼吸管理の観察のポイント●93
ココア●104
昏睡●3
　―から回復した遷延性意識障害例
　●28
昏迷●3

さ

再建術●124
最小意識障害●43, 47
最小意識状態●9
再生医療技術●58
在宅NST●102
在宅医療の体制●60
在宅医療の利点と欠点●72
在宅ケアの利点と欠点●72
在宅サービス
　―における診療所の役割●63
　―の実施状況●63
在宅人工呼吸器ハンドブック●80
在宅人工呼吸療法●78
在宅で使用する人工呼吸器●78
在宅でできる蘇生処置●148
在宅訪問診療●68
在宅療養を支える主な専門職●75
最良の運動反応●4
錯乱●3

酸化マグネシウム製剤●105
酸素療法●79

し

自家移植●58
歯間ブラシ●88
指示動作が少しでも可能な場合●
　135
四肢の浮腫●104
沈み込み●121
姿勢のゆがみ●132
死戦期呼吸●150
舌ブラシ●88
実質的違法性阻却●66
自動体外式除細動器●148
社会医療診療行為別調査●63, 65
社会資源の供給主体からみた分類●
　75
社会保障制度●71
　—の原則●74
ジャパン・コーマ・スケール●4,
　18
重度障害者用意思伝達装置●142
出血性脳血管障害●11
障害者自立支援法●21
紹介状●68
障害福祉サービス●21, 74
症候性てんかん●25
静脈栄養法●106
褥瘡●121
　好発部位●122
　—の予防●121, 127
褥瘡治療
　—におけるガーゼ交換●125
　—におけるドレッシング交換●
　125
　—の塗り薬●123

植物状態●21
植物症分類●9
自力排尿●120
腎機能の評価●104
神経学的音楽療法●50
心原性脳梗塞●12
心原性脳塞栓症●15
人工呼吸●150
人工鼻●84
侵襲的陽圧換気法●80
身体障害者手帳●71
身体のゆがみ●132
心肺蘇生●148
　—の中断●151
心肺蘇生法一次救命処置●27
深部組織損傷●125
心房細動●15
診療情報提供書●68

す

水分摂取量●111
水分補給●103
髄膜脳炎●31
睡眠・覚醒のリズム●146
睡眠導入剤●43, 146
睡眠薬●146
頭蓋外病変●3
頭蓋内病変●3
スキンケア●109
　—の基本●123
スクイージング●93
ステント●17
ストレス係数●103
スポンジブラシ●88
スライディングボード●133

せ

精神（心理）療法的音楽療法●49
精神的に支援をしてくれる人●155
正中神経刺激療法●45, 47
セカンドオピニオン●68
脊髄後索電気刺激療法●46
脊髄刺激療法●45, 46
施錠症候群→閉じ込め症候群
摂食嚥下障害の原因●136
線維追跡画像●54
遷延性意識障害●8, 38, 144
遷延性意識障害の患者さんのBMI●
　104
前傾位●122
洗浄に使う洗浄剤●123
全身けいれん重積状態●25
全体観察●140
せん妄●3

そ

造影CT検査●14
蘇生後脳症●35
　—の転帰不良を予測する因子●37

た

体圧分散用具●121
体圧分散寝具●124
体位ドレナージ●91
退院調整●72
　退院調整時●70
退院に向けた具体的な準備●71
退院までに準備・習得したいケア項
　目●73
代謝●29
代謝性障害●29
代謝性脳症●29

体性幹細胞●58

対側損傷●19

体内時計●146

唾液腺マッサージの方法●99

多職種連携●75

脱水状態●103

脱水症の判断の目安●111

食べ物を飲み込む●138

端坐位●132

ち

地域医療介護総合確保基金●60

地域医療構想●61

地域包括ケアシステムの構築●62

地域包括支援センター●62

蓄尿バッグ●112

　—の固定方法●112

血の塊（血腫）●12

中枢神経賦活作用●42

中途覚醒●146

チューブの観察●108

昼夜逆転現象●146

聴覚刺激●50

長期療養に向けた治療●41

腸の動きを促す方法●118

直撃損傷●19

つ

通過症候群●10

包み込み●121

て

定位的血腫除去術●14

低血糖●32

低酸素血症●35

低酸素性虚血性脳症●35

低酸素脳症●35

—の転帰不良を予測する因子●37

低体温療法●22

低ナトリウム血症●32

定量的脳波●55

てんかん

　—の原因

　—の診断●26

てんかん重積状態●25

　—の原因●26

てんかん発作時の対応●27

と

銅欠乏●104

動作●4

導尿●120

　—が必要な場合●120

糖尿病性ケトアシドーシス●32

糖尿病に伴う意識障害●32

頭部外傷●91

　—の分類●19

床ずれの予防→褥瘡の予防

閉じ込め症候群●10, 39

突然の激しい頭痛●12

トランポリン●49

ドリンカーの生存曲線●35

ドレッシング材●124

な

長く同じ姿勢でいること●94

ナスバスコア●5, 7

難治性てんかん重積状態●25

に

日光を浴びる●146

日中傾眠●146

日本意識障害学会編慢性期意識障害
のスコアリング●5

入院から在宅療養への流れ●72

乳酸アシドーシス●33

尿道カテーテル

　—の構造●114

　—の固定方法●113

尿道カテーテル使用の適応●112

尿毒症性脳症●31

尿路感染●116

　—の予防●114

尿路感染症●112

尿路結石●113, 119

　—の予防●113

の

脳圧降下薬●22

脳幹●13, 22, 39

脳幹容積●54

脳機能・代謝画像●53

脳形態画像●53

脳血管撮影検査●14

脳血管障害●11, 91

脳血管造影検査●13

脳梗塞●11

脳死●10

脳出血●12, 17

脳深部刺激療法●45

脳塞栓症●13

脳卒中●11

脳損傷●18

脳低温療法●22, 36

脳動脈瘤の破裂●12

脳の画像検査●53

脳の可塑性●40

脳のむくみ●13

脳浮腫●13

脳ヘルニア●22

ノベルジン®●104

飲み込む練習 138
ノンバーバルコミュニケーション 139

は

バーバルコミュニケーション 139
肺炎 91
　—の主症状 86
肺性脳症 31
排泄管理 117
排泄水分量 103
排痰体位 91
排尿 120
排便コントロール 117
バイパス手術 17
廃用症候群 156
　—の予防 41
廃用性の障害 156
バクロフェン 131
バクロフェン持続静注療法 131
撥水性のある保護剤 123
発声機能を失う 95
パッと見判断の方法 140
バランスボール 49
バルーン 114
半側空間無視 52
半側空間無視訓練 52
万能幹細胞 58

ひ

非けいれん性てんかん発作 25
非侵襲的陽圧換気法 79
皮膚障害の予防 113
皮膚トラブルの予防 109
びまん性脳損傷 19, 20
病床機能報告制度 60

ふ

賦活脳機能画像 53
不感蒸泄 103
不顕性誤嚥 86
不整脈 15
プッシュアップ 122
不動・廃用性萎縮 126
ブラッシング 88
プロラクチン 42

へ

閉塞性脳血管障害→虚血性脳血管障害
便秘 105
便秘予防 110

ほ

膀胱内留置カテーテル 120
訪問診療 63
ポケット切開 124
保険優先 74
ポジショニング 127
ポジショニング枕 124
保湿剤 123
ボツリヌス毒素 130
ボツリヌス療法 130
ボディランゲージから病状の変化を判断する 139
ボトックス 130
ボトックス療法 130
ポピドンヨード 124

ま

末梢神経縮小術 131
慢性肝疾患 30
慢性期意識障害 3, 144
　—の現状認識 55
　—の重症度分類（案） 57
　—のスコアリング 8
　—の評価項目 56
慢性期意識障害評価法から得られること 57
慢性期意識障害評価法策定への道 56
慢性疼痛 46

む

無気肺 91
むせない誤嚥→不顕性誤嚥
無動性無言 9
無反応性覚醒症候群 9

め

迷走神経刺激療法 45, 47

も

門脈圧 30

や

夜間覚醒 146

り

離握手 135
リクライニングベッド 133
療養者に必要な医療処置 72

れ

レスパイトケア 155
レスパイト制度 155

ろ

ロックドイン症候群→閉じ込め症候群

医療従事者と家族のための遷延性意識障害患者の在宅ケアサポートブック
－呼吸管理、栄養、排泄、褥瘡予防などの困りごとを解決！

2018年4月5日発行　第1版第1刷

監　修　黒岩 敏彦／加藤 庸子

編　集　日本意識障害学会

発行者　長谷川 素美

発行所　株式会社メディカ出版
　　　　〒532-8588
　　　　大阪市淀川区宮原3－4－30
　　　　ニッセイ新大阪ビル16F
　　　　http://www.medica.co.jp/

編集担当　西岡和江

編集協力　小川美津子

装　帳　森本良成

本文イラスト　福井典子／柏原真由美

印刷・製本　株式会社廣済堂

© Toshihiko KUROIWA, 2018

本書の複製権・翻訳権・翻案権・上映権・譲渡権・公衆送信権（送信可能化権を含む）は、(株)メディカ出版が保有します。

ISBN978-4-8404-6512-0　　　　　　　　　　　　　　Printed and bound in Japan

当社出版物に関する各種お問い合わせ先（受付時間：平日9：00～17：00）
●編集内容については、編集局 06-6398-5048
●ご注文・不良品（乱丁・落丁）については、お客様センター 0120-276-591
●付属のCD-ROM、DVD、ダウンロードの動作不具合などについては、デジタル助っ人サービス 0120-276-592